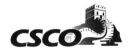

中国临床肿瘤学会（CSCO）
尿路上皮癌诊疗指南
2023

GUIDELINES OF CHINESE SOCIETY OF CLINICAL ONCOLOGY (CSCO)

UROTHELIAL CANCER

中国临床肿瘤学会指南工作委员会　组织编写

人民卫生出版社
·北京·

U0245867

图书在版编目（CIP）数据

中国临床肿瘤学会（CSCO）尿路上皮癌诊疗指南.
2023/中国临床肿瘤学会指南工作委员会组织编写.——
北京：人民卫生出版社，2023.8
　ISBN 978-7-117-35115-7

Ⅰ.①中… Ⅱ.①中… Ⅲ.①泌尿系肿瘤－上皮组织
瘤－诊疗－指南 Ⅳ.①R737.1-62

中国国家版本馆 CIP 数据核字（2023）第 140373 号

人卫智网	www.ipmph.com	医学教育、学术、考试、健康，购书智慧智能综合服务平台
人卫官网	www.pmph.com	人卫官方资讯发布平台

中国临床肿瘤学会（CSCO）尿路上皮癌诊疗指南 **2023**
Zhongguo Linchuang Zhongliu Xuehui（CSCO）Niaolu Shangpi Ai Zhenliao Zhinan 2023

组织编写：中国临床肿瘤学会指南工作委员会
出版发行：人民卫生出版社（中继线 010-59780011）
地　　址：北京市朝阳区潘家园南里 19 号
邮　　编：100021
E - mail：pmph @ pmph.com
购书热线：010-59787592　010-59787584　010-65264830
印　　刷：鸿博睿特（天津）印刷科技有限公司
经　　销：新华书店
开　　本：787×1092　1/32　印张：5
字　　数：134 千字
版　　次：2023 年 8 月第 1 版
印　　次：2023 年 8 月第 1 次印刷
标准书号：ISBN 978-7-117-35115-7
定　　价：58.00 元
打击盗版举报电话：**010-59787491　E-mail：WQ @ pmph.com**
质量问题联系电话：**010-59787234　E-mail：zhiliang @ pmph.com**
数字融合服务电话：**4001118166　　E-mail：zengzhi @ pmph.com**

中国临床肿瘤学会指南工作委员会

组　长　徐瑞华　　李　进

副组长　（以姓氏汉语拼音为序）

　　　　程　颖　　樊　嘉　　郭　军　　江泽飞　　梁　军
　　　　梁后杰　　马　军　　秦叔逵　　王　洁　　吴令英
　　　　吴一龙　　殷咏梅　　于金明　　朱　军

中国临床肿瘤学会（CSCO）
尿路上皮癌诊疗指南

2023

范欣荣　　北京协和医院泌尿外科

高顺禹 *　北京大学肿瘤医院影像科

郭　刚　　中国人民解放军总医院第一医学中心泌尿外科

郭宏骞 *　南京鼓楼医院泌尿外科

郭剑明　　复旦大学附属中山医院泌尿外科

何立儒　　中山大学肿瘤防治中心放疗科

何朝辉　　中山大学附属第八医院泌尿外科

贺大林　　西安交通大学第一附属医院泌尿外科

胡　滨　　辽宁省肿瘤医院泌尿外科

黄吉炜 *　上海交通大学医学院附属仁济医院泌尿外科

蒋　葵 *　大连医科大学附属第二医院肿瘤内科

亢　渐　　黑龙江省医院泌尿外科

李　荣　　南方医科大学南方医院肿瘤内科

李　响　　四川大学华西医院泌尿外科

李宏召　　中国人民解放军总医院第一医学中心泌尿外科
李永恒 *　北京大学肿瘤医院放疗科
李志斌　　山西省肿瘤医院泌尿外科
李忠武 *　北京大学肿瘤医院病理科
刘继彦　　四川大学华西医院生物治疗科
刘凌琪　　武汉大学人民医院泌尿外科
刘巍峰　　北京积水潭医院骨肿瘤科
刘希高 *　山东大学齐鲁医院泌尿外科
刘跃平 *　中国医学科学院肿瘤医院放疗科
刘卓炜　　中山大学肿瘤防治中心泌尿外科
刘子玲 *　吉林大学第一医院肿瘤中心肿瘤科
穆大为　　中国人民解放军空军特色医学中心泌尿外科
南克俊　　西安交通大学第一附属医院肿瘤内科
牛海涛　　青岛大学附属医院泌尿外科

牛远杰　天津医科大学第二医院泌尿外科

齐　隽　上海交通大学医学院附属新华医院泌尿外科

乔建坤　内蒙古自治区人民医院泌尿外科

秦尚彬[*]　北京大学第一医院放疗科

曲华伟　山东省立医院泌尿外科

沈益君　复旦大学附属肿瘤医院泌尿外科

盛锡楠[*]　北京大学肿瘤医院泌尿肿瘤内科

史本康　山东大学齐鲁医院泌尿外科

史艳侠[*]　中山大学肿瘤防治中心肿瘤内科

寿建忠　中国医学科学院肿瘤医院泌尿外科

宋　岩[*]　中国医学科学院肿瘤医院肿瘤内科

瓦斯里江·瓦哈甫[*]　中国医学科学院肿瘤医院泌尿外科

汪　朔　浙江大学医学院附属第一医院泌尿外科

王海涛　天津医科大学第二医院肿瘤内科

王丽萍　　包头市肿瘤医院肿瘤内科

王少刚　　华中科技大学同济医学院附属同济医院泌尿外科

王秀问　　山东大学齐鲁医院化疗科

魏　强　　四川大学华西医院泌尿外科

吴　瑾　　哈尔滨医科大学附属肿瘤医院肿瘤内科

肖　楠*　兰州大学第二医院泌尿外科

谢晓冬　　中国人民解放军北部战区总医院肿瘤科

邢金春　　厦门大学附属第一医院泌尿外科

徐国良*　河南大学第一附属医院泌尿外科

杨　波*　中国人民解放军总医院第一医学中心肿瘤内科

杨　焱　　吉林省肿瘤医院肿瘤内科

姚　鲲　　中南大学湘雅三医院泌尿外科

姚旭东　　上海市第十人民医院泌尿外科

叶雄俊　　中国医学科学院肿瘤医院泌尿外科

虞 巍* 北京大学第一医院泌尿外科 / 北京大学泌尿外科研究所

曾 浩* 四川大学华西医院泌尿外科

张 进* 上海交通大学医学院附属仁济医院泌尿外科

张 盛* 复旦大学附属肿瘤医院肿瘤内科

张 争 北京大学第一医院泌尿外科 / 北京大学泌尿外科研究所

张爱莉 河北医科大学第四医院泌尿外科

张崔建 北京大学第一医院泌尿外科 / 北京大学泌尿外科研究所

张翠英 内蒙古自治区人民医院肿瘤内科

张雪培 郑州大学第一附属医院泌尿外科

张雪莹 吉林省肿瘤医院肿瘤内科

张寅斌 西安交通大学第二附属医院综合病房

张志凌 中山大学肿瘤防治中心泌尿外科

赵瑞宁 宁夏医科大学总医院泌尿外科

郑 闪* 中国医学科学院肿瘤医院病理科

朱一平 复旦大学附属肿瘤医院泌尿外科

　　基于循证医学证据、兼顾诊疗产品的可及性、吸收精准医学新进展，制定中国常见肿瘤的诊断和治疗指南，是中国临床肿瘤学会（CSCO）的基本任务之一。近年来，临床诊疗指南的制定出现新的趋向，即基于诊疗资源的可及性，这尤其适合于发展中国家，以及地区差异性显著的国家和地区。中国是幅员辽阔、地区经济和学术发展不平衡的发展中国家，CSCO 指南需要兼顾地区发展差异、药物和诊疗手段的可及性及肿瘤治疗的社会价值三个方面。因此，CSCO 指南的制定，要求每一个临床问题的诊疗意见根据循证医学证据和专家共识度形成证据类别，同时结合产品的可及性和效价比形成推荐等级。证据类别高、可及性好的方案，作为 Ⅰ 级推荐；证据类别较高、专家共识度稍低，或可及性较差的方案，作为 Ⅱ 级推荐；临床实用，但证据类别不高的，作为 Ⅲ 级推荐。CSCO 指南主要基于国内外临床研究成果和 CSCO 专家意见，确定推荐等级，以便于大家在临床实践中参考使用。CSCO 指南工作委员会相信，基于证据、兼顾可及、结合意见的指南，更适合我国的临床实际。我们期待得到大家宝贵的反馈意见，并将在指南更新时认真考虑、积极采纳合理建议，保持 CSCO 指南的科学性、公正性和时效性。

中国临床肿瘤学会指南工作委员会

目录

CSCO 诊疗指南证据类别

证据特征			CSCO 专家共识度
类别	水平	来源	
1A	高	严谨的 meta 分析、大型随机对照研究	一致共识 （支持意见 ≥80%）
1B	高	严谨的 meta 分析、大型随机对照研究	基本一致共识 （支持意见 60%~<80%）
2A	稍低	一般质量的 meta 分析、小型随机对照研究、设计良好的大型回顾性研究、病例 - 对照研究	一致共识 （支持意见 ≥80%）
2B	稍低	一般质量的 meta 分析、小型随机对照研究、设计良好的大型回顾性研究、病例 - 对照研究	基本一致共识 （支持意见 60%~<80%）
3	低	非对照的单臂临床研究、病例报告、专家观点	无共识，且争议大 （支持意见 <60%）

CSCO 诊疗指南推荐等级

推荐等级	标准
Ⅰ 级推荐	**1A 类证据和部分 2A 类证据** CSCO 指南将 1A 类证据，以及部分专家共识度高且在中国可及性好的 2A 类证据，作为 Ⅰ 级推荐。具体为：适应证明确、可及性好、肿瘤治疗价值稳定，纳入《国家基本医疗保险、工伤保险和生育保险药品目录》的诊治措施
Ⅱ 级推荐	**1B 类证据和部分 2A 类证据** CSCO 指南将 1B 类证据，以及部分在中国可及性欠佳，但专家共识度较高的 2A 类证据，作为 Ⅱ 级推荐。具体为：国内外随机对照研究，提供高级别证据，但可及性差或者效价比不高；对于临床获益明显但价格较贵的措施，考虑患者可能获益，也可作为 Ⅱ 级推荐
Ⅲ 级推荐	**2B 类证据和 3 类证据** 对于某些临床上习惯使用，或有探索价值的诊治措施，虽然循证医学证据相对不足，但专家组意见认为可以接受的，作为 Ⅲ 级推荐

CSCO 尿路上皮癌诊疗指南 2023
更新要点

1 尿路上皮癌 MDT 诊疗模式

　　诊疗科室构成：新增"遗传学专家"作为诊疗科室构成的补充建议

　　MDT 讨论内容：新增"采用疗效和安全性较好的创新药物，但缺乏围手术期高等级循证医学证据的治疗"

2 尿路上皮癌的诊断原则

　　影像诊断原则

　　Ⅰ级推荐：删除腹、盆腔 MRI+MRU（2A 类）

　　Ⅰ级推荐：新增盆腔 MRI（1A 类），与腹、盆腔增强 CT+CTU（1A 类）作为并列推荐选择

　　病理诊断基本原则

　　注释 a：更新病理分级的明确定义和描述（WHO 2022）

　　注释 b：更新尿路上皮癌组织学类型及亚型的分类（WHO 2022）

　　注释 c：更新免疫组化 CK5/6 和 CK20 作为最常用分子分型标记物的建议

3 膀胱尿路上皮癌的治疗

　　非肌层浸润性膀胱癌危险分层

　　更新：NMIBC 危险分层中，对于高危定义进行调整

非肌层浸润性膀胱癌术后辅助治疗

III级推荐：新增 Adstiladrin 基因疗法、N-803 与 BCG 联合灌注

III级推荐：对于复发高危无法耐受根治性膀胱切除或拒绝膀胱切除的患者，新增根治性同步放化疗

注释 e：更新对于高危 / 极高危 NMIBC 患者推荐参加 MDT 讨论

注释 f：新增 Adstiladrin 基因疗法、N-803 与 BCG 联合灌注的介绍索引

更新：NMIBC 复发后治疗的相关内容描述

新增章节 3.1.2.7　放化疗保膀胱综合治疗

更新：部分相关文献

肌层浸润性膀胱尿路上皮癌的治疗

注释 b：更新免疫检查点抑制剂、抗体偶联药物对于顺铂不耐受的 MIBC 患者围术期应用的描述

注释 e：更新同步放化疗应用方案相关研究描述

更新：部分相关文献

肌层浸润性膀胱尿路上皮癌的术后辅助治疗

注释 d：更新对于 Checkmate274 研究的描述

更新：部分相关文献

转移性膀胱尿路上皮癌的一线治疗策略

III级推荐：新增 Enfortumab Vedotin + 帕博利珠单抗（2A 类）适用于不可耐受顺铂的一线治疗

II级推荐：删除阿替利珠单抗（2A 类）、删除吉西他滨（2A 类）

注释 e：新增对 Enfortumab Vedotin 的描述

解析：更新相关文字描述

转移性膀胱尿路上皮癌的二线治疗策略

Ⅲ级推荐：调整厄达替尼证据等级为（1B 类）

Ⅲ级推荐：删除既往化疗失败 Enfortumab Vedotin 的推荐

转移性膀胱尿路上皮癌的三线治疗策略

Ⅲ级推荐：调整厄达替尼证据等级为（1B 类）

膀胱尿路上皮癌的姑息性放疗

注释 b：更新描述

更新：部分相关文献

4 上尿路尿路上皮癌的治疗

非转移性上尿路尿路上皮癌的治疗

Ⅰ级推荐：更新对于低危患者的保肾手术

注释 j：新增保肾手术的相关描述

更新：部分相关文献

上尿路尿路上皮癌的术后辅助治疗

注释 b：更新对于 Checkmate274 研究的描述

更新：部分相关文献

转移性上尿路尿路上皮癌的一线治疗策略

更新内容与转移性膀胱尿路上皮癌的一线治疗策略相同

转移性上尿路尿路上皮癌的二线治疗策略

更新内容与转移性膀胱尿路上皮癌的二线治疗策略相同

转移性上尿路尿路上皮癌的三线治疗策略

更新内容与转移性膀胱尿路上皮癌的三线治疗策略相同

上尿路尿路上皮癌的放疗

更新：部分相关文献

1 尿路上皮癌 MDT 诊疗模式

MDT 模式构建 [a]	强烈建议 [b]	补充建议	其他可选建议
诊疗科室构成	①泌尿外科 ②肿瘤内科 ③放射治疗科 ④医学影像科 ⑤病理科 ⑥核医学科	①骨肿瘤科 ②疼痛科 ③系统治疗不良反应管理的相关科室（包括心血管科、呼吸科、消化科、内分泌科、皮肤科、免疫科等）[c] ④遗传学专家 [d]	①营养科 ②检验科 ③其他外科（包括普通外科、介入科等）
团队成员要求	高年资主治医师及以上	副主任医师及以上	
讨论内容	①需要新辅助化疗的肌层浸润性尿路上皮癌患者 ②具有膀胱根治性切除指征，但采用保留膀胱策略的患者	①需要术后辅助化疗、免疫治疗、放疗的患者 ②上尿路尿路上皮癌保留肾脏的治疗策略 ③需要放疗、多种系统性抗肿瘤治疗结合的转移性患者 [f]	①主管医师认为需要 MDT 的患者（例如诊治有困难或存在争议） ②推荐进入临床研究的患者 ③合并疾病或出现并发

尿路上皮癌 MDT 诊疗模式（续）

MDT 模式构建 [a]	强烈建议 [b]	补充建议	其他可选建议
讨论内容	③因医学原因无法耐受手术的病灶可切除的患者 ④采用疗效和安全性较好的创新药物，但缺乏围手术期高等级循证医学证据的治疗 [e]	④转移性肿瘤局部出现严重症状的患者 ⑤出现系统治疗不良反应需要多学科诊治的患者	症，影响治疗策略，需要多学科诊治的患者
日常活动	固定学科、固定专家和固定时间（建议每 1~2 周 1 次），固定场所	根据具体情况设置	

【注释】

a　尿路上皮癌的诊治应重视多学科团队（multi-disciplinary team，MDT）的作用，推荐有条件的单位将尿路上皮癌患者的诊疗尽量纳入 MDT 的管理。MDT 原则应该贯穿每例患者的治疗全程。

b　MDT 的实施过程中由多个学科的专家共同分析患者的临床表现、影像、病理和分子生物学资料，对患者的一般状况、疾病的诊断、分期/侵犯范围、发展趋势和预后做出全面的评估，并根据当前的国内外治疗规范/指南或循证医学证据，结合现有的治疗手段，为患者制订最适合的整体治疗策略。

c 随着系统治疗［尤其是免疫治疗药物、抗体偶联药物（ADC）、靶向治疗药物］的发展，相关不良反应的发生涵盖全身各个系统，而早期发现和及时处理是保证患者安全的重要手段，因此在临床工作中就非常需要综合各个相关科室，建立不良反应管理团队，以更好地监测患者治疗过程中的不良反应，降低严重不良反应的发生率。

d 随着尿路上皮肿瘤精准医学的发展，肿瘤的遗传特征对于判断预后与指导治疗具有重要价值，因此在 MDT 团队中建议增加遗传学专家。

e 随着创新药物的不断涌现，针对转移的患者，新的药物在肿瘤客观缓解率和不良反应方面显示较好的疗效，但在围手术期阶段，这些药物的使用尚缺乏高等级的临床医学证据，建议在 MDT 讨论下使用这些药物。

f MDT 应根据治疗过程中患者机体状况的变化、肿瘤的反应适时调整治疗方案，以期最大限度地延长患者生存期、提高治愈率和改善生活质量。

2 尿路上皮癌的诊断原则

尿路上皮癌治疗前基本诊断手段主要包括内镜和影像学检查，用于尿路上皮癌的定性诊断、定位诊断和分期诊断。其他还包括病史采集、症状评估、体格检查、实验室检查、内镜（膀胱镜和输尿管镜）检查、转移灶活检。全程、无痛、间歇性肉眼血尿是尿路上皮癌的典型症状。内镜活检或穿刺活检组织病理学检查是尿路上皮癌确诊和治疗的依据。胸、腹、盆腔 CT 检查是治疗前分期的基本手段，MRI、骨扫描及 PET/CT 可作为 CT 疑诊肝转移、淋巴结转移、骨转移及全身转移时的备选手段。影像学报告应提供涉及 cTNM 分期的征象描述，并给出分期意见。尿路上皮癌术后系统组织病理学诊断（pTNM 分期）为明确尿路上皮癌的组织学类型、全面评估病情进展、判断患者预后、制订有针对性的个体化治疗方案提供必要的组织病理学依据。

2.1 影像诊断原则

2.1.1 膀胱癌诊断原则

目的	I 级推荐	II 级推荐	III 级推荐
诊断	膀胱镜检查 + 活检（1A 类）[a] 或诊断性电切	细胞学（2A 类）[b]	尿液荧光原位杂交（FISH）

目的	Ⅰ级推荐	Ⅱ级推荐	Ⅲ级推荐
影像分期：非肌层浸润性膀胱癌（NMIBC）（T_{is}、T_a、T_1）	腹、盆腔增强 CT+CTU（1A 类）[c] 胸部 X 线平片 [e]	盆腔 MRI+MRU [d] 腹、盆腔 CT 平扫 + 逆行肾盂输尿管造影 [f] 腹、盆腔超声检查 [g]	静脉尿路造影（IVU）
影像分期：肌层浸润性膀胱癌（MIBC）（T_2、T_3、T_4）	盆腔 MRI（1A 类）[h] 腹、盆腔增强 CT+CTU（1A 类）胸部 CT（1A 类）（必要时）头颅 CT/MRI（1A 类）（必要时）骨扫描（1A 类）	腹、盆腔 CT 平扫 + 逆行肾盂输尿管造影 腹、盆腔超声检查 PET/CT [i]	静脉尿路造影（IVU）
获取组织技术	膀胱镜活检 诊断性电切术 手术标本的病理诊断（1A 类）	尿液细胞学 穿刺活检（2A 类证据）[b, c]（对于膀胱癌原发灶而言不合适，对于上尿路诊断可疑的患者可以考虑）	

膀胱癌诊断原则（续）

目的	Ⅰ级推荐	Ⅱ级推荐	Ⅲ级推荐
影像分期：不能手术或者晚期患者	腹、盆腔增强 CT（1A 类） 腹、盆腔 MRI（2A 类）h 胸部 CT（1A 类） 头颅 CT/MRI（1A 类） 骨扫描（1A 类）	腹、盆腔 CT 平扫 腹、盆腔超声检查 PET/CT j	

【注释】

a 对所有存在肉眼血尿患者或 35 岁以上镜下血尿患者，临床怀疑膀胱癌的均建议行膀胱镜检查，并活检进一步确诊[1]。

b 膀胱镜检查反复活检无法确定病理诊断时，尿液细胞学检测或转移灶病理学检测可作为定性诊断依据。

c 腹、盆腔增强 CT 扫描应该作为膀胱癌术前必须且首选推荐的检查项目。增强扫描动脉期和静脉期用于膀胱癌的检出、定位及分期诊断，同时可评估肾功能，腹腔及盆腔其他脏器有无病变，盆腔、腹膜后淋巴结有无转移。保证膀胱充分充盈，多期增强 CT 扫描，常规图像结合薄层图像及多平面重建图像判定病变部位、范围及浸润深度，对 T_4 期肿瘤周围组织结构侵犯情况的评估较为准确。CT 扫描在准确区分 T_1、T_2 和 T_{3a} 方面的诊断价值有限。排泄期及 CTU 可以提供泌尿系统（肾脏、输尿管、膀胱）的成像，评估上尿路情况[2-4]。

d 对碘造影剂过敏者，可行盆腔 MR 增强扫描检查，评估病灶范围、膀胱壁浸润深度及膀胱周围侵犯情况。磁共振尿路造影（MRU）是一种无须造影剂即可完成的影像学检查方法，适用于肾功能不全或对碘造影剂过敏的患者，评估上尿路情况。

e 对于非肌层浸润性膀胱癌患者，胸部检查非必须，术前胸部常规影像学检查如果出现可疑病灶，应考虑行胸部 CT 检查。

f 对于肾功能不全或中度肾盂及输尿管积水无法行 MR 检查者，可行逆行肾盂输尿管造影 + 腹、盆腔 CT 平扫检查，评估上尿路情况。

g 超声检查临床广泛用于血尿患者的常规检查和膀胱癌分期评估，特别是对于无法行增强 CT 扫描和 MR 检查的患者。二维超声有助于浅表性膀胱癌与肌浸润性膀胱癌的鉴别，三维超声和超声造影可提高膀胱癌分期的准确性[5-6]。但超声在膀胱癌分期中的作用尚未明确[7]。

h 多参数 MR 扫描用于膀胱癌术前分期和对盆腔淋巴结转移评估，膀胱扩张程度影响膀胱壁及病变的显示情况。MR 对 T_2、T_3 期肿瘤分期准确性优于 CT。弥散加权成像（diffusion-weighted imaging，DWI）和动态增强（dynamic contrast enhanced，DCE）成像等功能序列的采集，在区分浅表性与肌层浸润性肿瘤方面均表现较好[8-11]。膀胱癌 MR 成像报告和数据系统（Vesical Imaging-Reporting and Data System，VI-RADS）评分在区分 NMIBC 与 MIBC 有较好的诊断效能[12-13]。

i ^{18}F-FDG PET/CT 对膀胱肿瘤局部分期的诊断有一定局限性，多用于术前评估膀胱癌患者淋巴结及远隔脏器转移情况，或术后肿瘤残余的评估。^{18}F-FDG PET/CT 诊断转移的灵敏度为56%，特异度为98%。PET/CT 比单独 CT 对膀胱癌分期更准确[13-15]。

j 头颅 CT/MRI 和骨扫描并非初诊患者常规检查，推荐用于存在骨痛、病理骨折或定位体征等相应临床症状时；非肌层浸润性膀胱癌患者很少发生头颅、骨转移。

参考文献

[1] FLAIG TW, SPIESS PE, AGARWAL N, et al. Bladder cancer, Version 3. 2020, NCCN clinical practice guidelines in oncology. J Natl Compr Canc Netw, 2020, 18 (3): 329-354.

[2] SCHMID SC, ZAHEL T, HALLER B, et al. Prognostic value of computed tomography before radical cystectomy in patients with invasive bladder cancer: Imaging predicts survival. World J Urol, 2016, 34 (4): 569-576.

[3] TRINH TW, GLAZER DI, SADOW CA, et al. Bladder cancer diagnosis with CT urography: Test characteristics and reasons for false-positive and false-negative results. Abdom Radiol (NY), 2018, 43 (3): 663-671.

[4] MOSSANEN M, CHANG SL, KIMM S, et al. Current staging strategies for muscle-invasive bladder cancer and upper tract urothelial cell carcinoma. Urol Clin North Am, 2018, 45 (2): 143-154.

[5] TADIN T, SOTOSEK S, RAHELIĆ D, et al. Diagnostic accuracy of ultrasound T-staging of the urinary bladder cancer in comparison with histology in elderly patients. Coll Antropol, 2014, 38 (4): 1123-1126.

[6] GUO S, XU P, ZHOU A, et al. Contrast-enhanced ultrasound differentiation between low-and high-grade bladder urothelial carcinoma and correlation with tumor microvessel density. J Ultrasound Med, 2017, 36 (11): 2287-2297.

[7] MCKIBBEN MJ, WOODS ME. Preoperative imaging for staging bladder cancer. Curr Urol Rep, 2015, 16 (4): 22.

［8］ PANEBIANCO V, DE BERARDINIS E, BARCHETTI G, et al. An evaluation of morphological and functional multi-parametric MRI sequences in classifying non-muscle and muscle invasive bladder cancer. Eur Radiol, 2017, 27 (9): 3759-3766.

［9］ MESSINA E, PISCIOTTI ML, PECORARO M, et al. The use of MRI in urothelial carcinoma. Curr Opin Urol, 2022, 32 (5): 536-544.

［10］ YAMADA Y, KOBAYASHI S, ISOSHIMA S, et al. The usefulness of diffusion-weighted magnetic resonance imaging in bladder cancer staging and functional analysis. J Cancer Res Ther, 2014, 10 (4): 878-882.

［11］ VAN DER POL CB, CHUNG A, LIM C, et al. Update on multiparametric MRI of urinary bladder cancer. J Magn Reson Imaging, 2018, 48 (4): 882-896.

［12］ DEL GIUDICE F, PECORARO M, VARGAS HA, et al. Systematic review and meta-analysis of Vesical Imaging-Reporting and Data System (VI-RADS) inter-observer reliability: An added value for muscle invasive bladder cancer detection. Cancers (Basel), 2020, 12 (10): 2994.

［13］ HENSLEY PJ, PANEBIANCO V, PIETZAK E, et al. Contemporary staging for muscle-invasive bladder cancer: Accuracy and limitations. Eur Urol Oncol, 2022, 5 (4): 403-411.

［14］ YOON HJ, YOO J, KIM Y, et al. Enhanced application of ^{18}F-FDG PET/CT in bladder cancer by adding early dynamic acquisition to a standard delayed PET protocol. Clin Nucl Med, 2017, 42 (10): 749-755.

［15］ SOUBRA A, HAYWARD D, DAHM P, et al. The diagnostic accuracy of ^{18}F-fluorodeoxyglucose positron emission tomography and computed tomography in staging bladder cancer: A single-institution study and a systematic review with meta-analysis. World J Urol, 2016, 34 (9): 1229-1237.

尿路上皮癌的诊断原则

2.1.2 上尿路尿路上皮癌诊断原则

目的	I 级推荐	II 级推荐	III 级推荐
诊断	腹、盆腔增强 CT + CTU（2A 类）[a] 膀胱镜检查（2A 类）[b]	腹、盆腔增强 MRI+MRU[c] 输尿管镜检查（2A 类）[d] 尿液细胞学（3 类）[e] 尿液荧光原位杂交（FISH）[f] 利尿肾动态显像[g]	腹、盆腔 CT 平扫 + 逆行肾盂输尿管造影[h] 腹、盆腔 MRI 平扫[i] 静脉尿路造影（IVU）[j] 腹、盆部超声检查[k] 尿液肿瘤标志物[l]
影像分期 $(T_{1\sim4}N_{0\sim2}M_{0\sim1})$	腹、盆腔增强 CT + CTU（2A 类）[a] 胸部 CT（1A 类） （必要时）头颅 CT/MRI（1A 类）[m] （必要时）骨扫描（1A 类）[m]	腹盆腔增强 MRI+MRU[c] PET/CT[n]	腹、盆部 CT 平扫 + 逆行肾盂输尿管造影[g] 腹、盆腔 MRI 平扫[h] 静脉肾盂造影（IVU）[i]
获取组织技术	膀胱镜活检[b]	输尿管镜活检（2A 类）[d] 尿液细胞学[e]	经皮肤穿刺活检[o]

【注释】

a 泌尿系统 CT 成像可较准确地判断肿瘤的位置、形态和大小、区域淋巴结情况以及与周围脏器的关系，为术前提供分期信息，是目前临床上首选的影像学检查方法[1]。在包含 1 233 例患者、13 项临床研究的荟萃分析显示，CT 尿路造影对上尿路尿路上皮癌（UTUC）的综合灵敏度为 92%（置信区间：88%~98%），综合特异度为 95%[2]。虽然 CT 无法显示肾盂、输尿管壁各层结构，可以较为准确区分 T_3 期及以上病变，在准确区分 T_a，T_2 方面诊断价值有限。另外 CTU 容易漏诊扁平状浸润型生长的肿瘤。

b 对于所有 UTUC 患者在实施手术前均须进行尿道膀胱镜检查，以排除膀胱肿瘤或前列腺尿道部肿瘤[3-4]。

c 增强 MR 是对于碘造影剂过敏而无法行 CTU 的患者的替代手段。但对于小于 2cm 的肿瘤灵敏度较低（检出率仅为 75%）且因各种因素易受到假阳性结果的影响，临床使用价值有限[5]。由于肾源性系统性纤维化的风险，在严重肾功能不全（内生肌酐清除率<30ml/min）的患者中，应限制使用钆造影剂。磁共振尿路造影（MRU）是一种无须造影剂即可完成的影像学检查方法，适用于肾衰竭患者。

d 输尿管镜检查可以明确肿瘤形态、大小并可进行组织活检，是术前明确诊断的重要手段。输尿管镜活检可以确定 90% 病例的肿瘤等级，假阴性率很低，且与样本量无关[6-7]。但基于肿瘤播散学说，一些研究结果证实术前行输尿管镜会增加患者术后膀胱内复发的风险[8-9]，因此对于 CTU 影像表现典型诊断明确者，可以直接行根治性肾输尿管切除术。对影像诊断不充分或者拟选择保肾治疗而需要明确肿瘤危险分层的患者，输尿管镜检查及活检是必需的检查手段[7, 10]。

e 尿细胞学是推荐每例患者都进行的诊断方法[11]。尽管尿细胞学检查简单无创，且特异度高（>90%），但其灵敏度相对较低（35%~65%）且在尿路上皮损伤或尿路感染时假阳性率会增加[12]。

f 荧光原位杂交（FISH）在 UTUC 中具有较高的诊断准确性，但是各中心报道的灵敏度和特异度有较大差异[13]。推荐在有条件的单位开展。

g 肾动态显像，包括肾血流灌注显像和肾实质功能动态显像，其最大意义是可以分别估测双侧肾小球滤过率，因此对于拟行根治手术的患者预测术后肾功能有较大意义。

h 对于肾功能不全又无法行 MR 检查的患者，仍可选择逆行输尿管肾盂造影进行诊断[1, 14-15]。

i MRI 平扫并非 UTUC 首选检查手段，仅当患者肾功能不全无法行增强 CT/MRI 检查时使用。MRI 平扫可提供尿路水成像，了解梗阻部位及肿瘤的多发及单发，有助于手术方案的制订。MRI 平扫可提供优于 CT 平扫的组织辨识度，有利于判断肿瘤与周围组织器官的关系。

j 传统的 KUB/IVU 在 UTUC 诊断方面的价值有限，诊断准确性欠佳，目前已不作为常规推荐。

k 超声可以通过发现肾积水筛查 UTUC，亦可对病灶进行初步评估，其具有无创、简便易行且费用较低的优点，因此已较多应用于各类体检项目中。其单独应用的临床价值有限。

l 一些基于尿液的肿瘤标志物，包括 NMP22、膀胱肿瘤抗原（bladder tumor antigen，BAT）等，已经用于 UTUC 的诊断及随访，它们有较高的灵敏度，但假阳性率也相对较高[16]。

m 头颅 CT/MRI 和骨扫描并非初诊患者的常规检查，推荐用于患者存在骨痛、病理骨折或定位体征等相应临床症状时，或用于晚期肿瘤转移范围和肿瘤负荷的评估。

n 对于局部 UTUC，^{18}F-FDG PET/CT 相较于传统的检查手段在诊断及鉴别诊断中并没有非常明显的优势，不建议单独使用。延迟成像病变区域可见明显的示踪剂摄取，但对于较小的病灶灵敏度及特异度均未优于CTU。在怀疑有淋巴结及远处转移病灶的患者中，可使用 ^{18}F-FDG PET/CT 来提供疾病完整的影像学分期信息[17]，但是需要注意的是，在评估淋巴结转移中，^{18}F-FDG PET/CT 的灵敏度有争议[18]。另外，在 UTUC 肿瘤复发的评估中，^{18}F-FDG PET/CT 具有较高的准确性[19]。

o 主要用于转移性疾病的病理获取，可对原发灶及转移病灶进行取材。对于局限性疾病，因为穿刺活检会带来严重的肿瘤溢出种植风险，故不推荐使用；仅当影像学检查存在高度不确定性，且腔内途径获取病理不可行，且尿液脱落细胞学检测阴性，才考虑对局限性疾病使用该技术获取组织。

参考文献

[1] COWAN NC, TURNEY BW, TAYLOR NJ, et al. Multidetector computed tomography urography for diagnosing upper urinary tract urothelial tumour. BJU Int, 2007, 99 (6): 1363-1370.

[2] JANISCH F, SHARIAT SF, BALTZER P, et al. Diagnostic performance of multidetector computed tomographic (MDCTU) in upper tract urothelial carcinoma (UTUC): A systematic review and meta-analysis. World J Urol, 2020, 38 (5): 1165-1175.

[3] COSENTINO M, PALOU J, GAYA JM, et al. Upper urinary tract urothelial cell carcinoma: Location as a predictive factor for concomitant bladder carcinoma. World J Urol, 2013, 31 (1): 141-145.

尿路上皮癌的诊断原则

［4］ SORIA F, SHARIAT SF, LERNER SP, et al. Epidemiology, diagnosis, preoperative evaluation and prognostic assessment of upper-tract urothelial carcinoma (UTUC). World J Urol, 2017, 35 (3): 379-387.

［5］ TAKAHASHI N, GLOCKNER JF, HARTMAN RP, et al. Gadolinium enhanced magnetic resonance urography for upper urinary tract malignancy. J Urol, 2010, 183 (4): 1330-1365.

［6］ ROJAS CP, CASTLE SM, LLANOS CA, et al. Low biopsy volume in ureteroscopy does not affect tumor biopsy grading in upper tract urothelial carcinoma. Urol Oncol, 2013, 31 (8): 1696-1700.

［7］ 马闰卓, 邱敏, 何为, 等. 输尿管镜活检可协助上尿路尿路上皮癌危险分层. 北京大学学报(医学版), 2017, 49 (4): 632-637.

［8］ MARCHIONI M, PRIMICERI G, CINDOLO L, et al. Impact of diagnostic ureteroscopy on intravesical recurrence in patients undergoing radical nephroureterectomy for upper tract urothelial cancer: A systematic review and meta-analysis. BJU Int, 2017, 120 (3): 313-319.

［9］ GUO RQ, HONG P, XIONG GY, et al. Impact of ureteroscopy before radical nephroureterectomy for upper tract urothelial carcinomas on oncological outcomes: A meta-analysis. BJU Int, 2018, 121 (2): 184-193.

［10］ 周利群, 张雷. 上尿路尿路上皮癌临床诊疗关键及争议问题. 中华泌尿外科杂志, 2017, 38 (12): 881-884.

［11］ ROUPRÊT M, BABJUK M, COMPÉRAT E, et al. European Association of Urology guidelines on upper urinary tract urothelial carcinoma: 2017 update. Eur Urol, 2018, 73 (1): 111-122.

［12］ MESSER J, SHARIAT SF, BRIEN JC, et al. Urinary cytology has a poor performance for predicting invasive or high-grade upper-tract urothelial carcinoma. BJU Int, 2011, 108 (5): 701-705.

［13］ 叶烈夫, 许庆均, 杨泽松, 等. 荧光原位杂交技术在上尿路和下尿路尿路上皮癌诊断应用中的对比. 中华实验外科杂志, 2016, 33 (12): 2682-2684.

［14］ WANG LJ, WONG YC, CHUANG CK, et al. Diagnostic accuracy of transitional cell carcinoma on multidetector computerized tomography urography in patients with gross hematuria. J Urol, 2009, 181 (2): 524-531.

［15］ LEE KS, ZEIKUS E, DEWOLF WC, et al. MR urography versus retrograde pyelography/ureteroscopy for the exclusion of upper urinary tract malignancy. Clin Radiol, 2010, 65 (3): 185-192.

［16］ 张宁, 崔剑锋, 李岩, 等. 上尿路尿路上皮癌预后生物标志物的研究进展. 临床泌尿外科杂志, 2019, 34 (2): 119-123.

［17］ TANAKA H, YOSHIDA S, KOMAI Y, et al. Clinical value of ^{18}F-fluorodeoxyglucose positron emission tomography/computed tomography in upper tract urothelial carcinoma: Impact on detection of metastases and patient management. Urol Int, 2016, 96 (1): 65-72.

［18］ VOSKUILEN CS, SCHWEITZER D, JENSEN JB, et al. Diagnostic Value of ^{18}F-fluorodeoxyglucose positron emission tomography with computed tomography for lymph node staging in patients with upper tract urothelial carcinoma. Eur Urol Oncol, 2020, 3 (1): 73-79.

［19］ ZATTONI F, INCERTI E, COLICCHIA M, et al. Comparison between the diagnostic accuracies of ^{18}F-fluorodeoxyglucose positron emission tomography/computed tomography and conventional imaging in recurrent urothelial carcinomas: A retrospective, multicenter study. Abdom Radiol (NY), 2018, 43 (9): 2391-2399.

2.2　病理诊断基本原则

标本来源	I 级推荐		II 级推荐
	大体检查	光镜下检查	
根治性肾输尿管全长切除 / 输尿管节段切除	肿瘤部位 肿瘤大小	明确病变性质 [a] 组织学类型 [b] 肿瘤坏死及其比例 周围神经侵犯 / 脉管侵犯 切缘情况 伴有肉瘤样分化比例 大血管受累情况 淋巴结情况（如清扫）	免疫组织化学标志物检测 [c] 用于组织学类型鉴别诊断、明确脉管和淋巴侵犯、肿瘤细胞增殖活性评估、靶向及免疫治疗效果预判等 分子检测 [d]：辅助判断病变性质及肿瘤复发风险及靶向治疗效果
膀胱根治性切除 / 膀胱部分切除	肿瘤部位 肿瘤大小	明确病变性质和组织学类型 [a] 肿瘤坏死及其比例 周围神经侵犯 / 脉管侵犯 切缘情况 伴有肉瘤样分化比例 大血管受累情况 淋巴结情况（如清扫）	免疫组织化学标志物检测 [c] 用于组织学类型鉴别诊断、明确脉管和淋巴侵犯、肿瘤细胞增殖活性评估、靶向及免疫治疗效果预判等 分子检测 [d]：辅助判断病变性质及肿瘤复发风险及靶向治疗效果

病理诊断基本原则（续）

标本来源	Ⅰ级推荐		Ⅱ级推荐
诊断性电切/活检标本	肿瘤部位 肿瘤大小 肿瘤数目 肿瘤外观 黏膜异常情况	明确病变性质和组织学类型[a] • 肿瘤/非肿瘤 • 良性/恶性 • 组织学类型 • 是否包含逼尿肌，有无肌层侵犯 • 肿瘤基底情况（如留取）	免疫组织化学标志物检测[c] 用于组织学类型鉴别诊断、明确脉管和淋巴侵犯、肿瘤细胞增殖活性评估、靶向及免疫治疗效果预判等 分子检测[d]：辅助判断病变性质及肿瘤复发风险及靶向治疗效果
细胞学标本	送检尿液的量及性质	明确病变性质 • 肿瘤/非肿瘤 • 良性/恶性	免疫组织化学标志物检测[c] 用于组织学类型鉴别诊断、肿瘤细胞增殖活性评估、靶向及免疫治疗效果预判等 分子检测[d]：辅助判断病变性质及肿瘤复发风险及靶向治疗效果

尿路上皮癌的诊断原则

【注释】

a 明确病变性质：除需要明确是否为肿瘤性病变、肿瘤的良恶性之外，还需要尽可能明确病变的恶性程度，病理分级分为高级别及低级别两级，不再使用三级分类。因肿瘤存在异质性，肿瘤内高级别比例 ≥ 5%，归入高级别；高级别比例 < 5%，定义为低级别且伴有高级别成分（高级别成分 < 5%）。同时，病理报告还需要尽可能明确肿瘤浸润情况（浸润性/非浸润性）。对病理诊断困难者，建议提交上级医院会诊（提供原始病理报告以核对送检切片的准确性，减少误差；提供充分的病变切片或蜡块以及术中所见等）。

b 尿路上皮癌组织学亚型较多，病理报告中尽可能按照浸润性尿路上皮癌及非浸润性尿路上皮病变进行分类。其中浸润性尿路上皮癌包括微乳头、巢状、大巢状、管状及微囊状、浆母细胞、肉瘤样、富于脂质、透明细胞、巨细胞、低分化等亚型；浸润性尿路上皮癌差异分化包括鳞状分化、腺样分化、滋养母细胞分化、Mullerian 分化。非浸润性尿路上皮病变包括尿路上皮乳头状瘤、内翻性尿路上皮乳头状瘤、恶性潜能未定的乳头状尿路上皮肿瘤、非浸润乳头状尿路上皮癌、尿路上皮原位癌；尿路上皮异型增生、乳头状尿路上皮增生、尿路上皮增生伴有恶性潜能未定的类型。前者因为诊断重复性差，后两者被认为是低级别乳头状尿路上皮癌的早期病变[1]。组织学分型困难者，建议提交上级医院会诊（提供原始病理报告以核对送检切片的准确性，减少误差；提供充分的病变切片或蜡块以及术中所见等）。

c 免疫组织化学：尿路上皮表达高分子量 CK、CK5/6 和 p63 等常见于鳞状上皮的标志，同时也表达部分腺上皮标志，如 CK7 和 CK20 等，鉴于目前国内病理科的实际检测水平，建议对于尿路上皮癌增加最常用的分子分型标志物组合 CK5/6 和 CK20[2]。尿路上皮癌较为特异和灵敏的标志物包括 GATA-3、Uroplakin Ⅲ、Uroplakin Ⅱ、S100P[2-5]。所有局部晚期或转移性尿路上皮癌患者建议进行 HER-2 蛋白表达检测，同时推荐所有术后经病理学诊断为肌层浸润性尿路上皮癌（≥ pT_2 期）的患者常规行 HER-2 蛋白表达检测。HER-2 蛋白表达检测可协助筛选抗 HER-2 治疗（如 HER-2-ADC 类药物等）的潜在获益人群，为局部晚期或转移性尿路上皮癌患者提供可能的治疗方案。临床研究证实，PD-L1 高表达患者有较高的总反应率（ORR），推荐准备做免疫检查点抑制剂治疗的尿路上皮癌患者进行 PD-L1 免疫组织化学染色，针对其结果判读，细胞学标本因无法准确评估间质细胞表达情况，推荐应用肿瘤比例评分（tumor proportion score，TPS），其余标本推荐应用联合阳性评分（combined positivity score，CPS）[6-9]。

d 分子检测：端粒逆转录酶（telomerase reverse transcriptase，TERT）启动子区域的激活突变和成纤维细胞生长因子受体 3（fibroblast growth factor receptor 3，FGFR3）突变可用于尿路上皮癌的早期诊断和术后复发。荧光原位杂交（fluorescence in situ hybridization，FISH）可用于尿液标本中尿路上皮癌筛查及肿瘤复发的监测[10-12]。HER-2 FISH 检测结果虽并不能完全指导 HER-2-ADC 类药物单抗的用药，但是，FISH 检测 HER-2 基因扩增状态仍具有一定的临床治疗指导意义，如 FISH 结果可能指导 HER-2 单抗药物的应用等。HER-2 基因突变既可能成为尿路上皮癌治疗的靶分子，也可能成为抗 HER-2 单抗类药物和 HER-2-ADC 类药物疗效的耐药机制。目前 HER-2 基因突变常用检测方法包括 Sanger 测序和二代测序法[6]。

参考文献

［1］ WHO Classification of Tumours Editorial Board. WHO classification of tumours: Urinary and male genital tumours. Lyon (France): International Agency for Research on Cancer, 2022.

［2］ SANGUEDOLCE F, ZANELLI M, PALICELLI A, et al. Are we ready to implement molecular subtyping of bladder cancer in clinical practice?: Part 2: Subtypes and divergent differentiation. Int J Mol Sci, 2022, 23 (14): 7844.

［3］ HIGGINS JP, KAYGUSUZ G, WANG L, et al. Placental S100 (S100P) and GATA3: Markers for transitional epithelium and urothelial carcinoma discovered by comple-mentary DNA microarray. Am J Surg Pathol, 2007, 31 (5): 673-680.

［4］ TIAN W, GUNER G, MIYAMOTO H, et al. Utility of uroplakin II expression as a marker of urothelial carcinoma. Hum Pathol, 2015, 46 (1): 58-64.

［5］ JIANG H, HU H, TONG X, et al. Calcium-binding protein S100P and cancer: Mechanisms and clinical relevance. J Cancer Res Clin Oncol, 2012, 138 (1): 1-9.

［6］ 中国抗癌协会肿瘤病理专业委员会, 中国临床肿瘤学会尿路上皮癌专家委员会. 中国尿路上皮癌人表皮生长因子受体 2 检测临床病理专家共识. 中华肿瘤杂志, 2021, 43 (10): 1001-1006.

［7］ SHARMA P, RETZ M, SIEFKER-RADTKE A, et al. Nivolumab in metastatic urothelial carcinoma after platinum therapy (CheckMate 275): A multicentre, single-arm, phase 2 trial. Lancet Oncol, 2017, 18 (3): 312-322.

［8］ POWLES T, O'DONNELL PH, MASSARD C, et al. Efficacy and safety of durvalumab in locally advanced or metastatic urothelial carcinoma: Updated results from a phase 1/2 Open-label study. JAMA Oncol, 2017, 3 (9): e172411.

［9］ ECKSTEIN M, CIMADAMORE A, HARTMANN A, et al. PD-L1 assessment in urothelial carcinoma: A practical approach. Ann Transl Med, 2019, 7 (22): 690.

[10] ALLORY Y, BEUKERS W, SAGRERA A, et al. Telomerase reverse transcriptase promoter mutations in bladder cancer: High frequency across stages, detection in urine, and lack of association with outcome. Eur Urol, 2014, 65 (2): 360-366.

[11] COUFFIGNAL C, DESGRANDCHAMPS F, MONGIAT-ARTUS P, et al. The diagnostic and prognostic performance of urinary FGFR3 mutation analysis in bladder cancer surveillance: A prospective multicenter study. Urology, 2015, 86 (6): 1185-1190.

[12] SOKOLOVA IA, HALLING KC, JENKINS RB, et al. The development of a multitarget, multicolor fluorescence in situ hybridization assay for the detection of urothelial carcinoma in urine. J Mol Diagn, 2000, 2 (3): 116-123.

2.3 分期

2.3.1 膀胱尿路上皮癌分期

原发肿瘤（T）分期		区域淋巴结（N）分期		远处转移（M）分期	
T_X	原发肿瘤不能评价	N_X	淋巴结状态不能评估	M_0	无远处转移
T_0	无原发肿瘤证据	N_0	无区域淋巴结转移	M_1	远处转移
T_a	非浸润性乳头状癌	N_1	真骨盆内单一区域淋巴结转移（膀胱周围、闭孔、髂内、髂外或骶前淋巴结）	M_{1a}	区域淋巴结以外的淋巴结转移
T_{is}	尿路上皮原位癌："扁平肿瘤"	N_2	真骨盆内多个区域淋巴结转移（膀胱周围、闭孔、髂内、髂外或骶前淋巴结）	M_{1b}	非淋巴结的远处转移
T_1	肿瘤侵犯固有层（上皮下结缔组织）	N_3	髂总淋巴结转移		
T_2	肿瘤侵犯肌层				

膀胱尿路上皮癌分期（续）

	原发肿瘤（T）分期	区域淋巴结（N）分期	远处转移（M）分期
T_{2a}	肿瘤侵犯表浅肌层（内 1/2）		
T_{2b}	肿瘤侵犯深肌层（外 1/2）		
T_3	肿瘤侵犯膀胱周围软组织		
T_{3a}	显微镜下侵犯		
T_{3b}	**大体侵犯（在膀胱外形成肿物）**		
T_4	肿瘤直接侵犯如下任一结构：前列腺间质、精囊腺、子宫、阴道、盆壁、腹壁		
T_{4a}	肿瘤直接侵犯前列腺间质、子宫及阴道		
T_{4b}	肿瘤直接侵犯盆壁及腹壁		

尿路上皮癌的诊断原则

AJCC 第 8 版病理分期

	N_0	N_1	N_2	N_3
T_a	0a			
T_{is}	0is			
T_1	I	ⅢA	ⅢB	ⅢB
T_{2a}	Ⅱ	ⅢA	ⅢB	ⅢB
T_{2b}	Ⅱ	ⅢA	ⅢB	ⅢB
T_{3a}	ⅢA	ⅢA	ⅢB	ⅢB
T_{3b}	ⅢA	ⅢA	ⅢB	ⅢB
T_{4a}	ⅢA	ⅢA	ⅢB	ⅢB
T_{4b}	ⅣA	ⅣA	ⅣA	ⅣA
M_{1a}	ⅣA	ⅣA	ⅣA	ⅣA
M_{1b}	ⅣB	ⅣB	ⅣB	ⅣB

2.3.2 上尿路尿路上皮癌分期

原发肿瘤（T）分期		区域淋巴结（N）分期		远处转移（M）分期	
T_X	原发肿瘤无法评估	N_X	区域淋巴结无法评估	M_0	无远处转移
T_0	无原发肿瘤证据	N_0	无区域淋巴结转移	M_1	远处转移
T_a	非浸润性乳头状癌	N_1	单个淋巴结转移，最大直径≤2cm		
T_{is}	原位癌	N_2	单个淋巴结转移，最大直径2~5cm；或多个淋巴结转移		
T_1	肿瘤浸润到上皮下结缔组织				
T_2	肿瘤侵犯肌层				
T_3	肾盂：肿瘤浸润肾盂周围脂肪组织或肾实质				
	输尿管：肿瘤穿透肌层，浸润输尿管周围脂肪组织				
T_4	肿瘤浸润邻近器官或穿透肾脏浸润肾周脂肪组织				

AJCC 第 8 版病理分期

	N_0	N_1	N_2	N_3
T_a	0a			
T_{is}	0is			
T_1	I	IV	IV	IV
T_2	II	IV	IV	IV
T_3	II	IV	IV	IV
T_4	III	IV	IV	IV
M_1	IV	IV	IV	IV

2.3.3 病理分级（WHO 1973 及 2004/2016 分级）

1973 年 WHO 分级
1 级：分化良好
2 级：中度分化
3 级：分化不良
2004/2016 年 WHO 分级系统
低度恶性潜能尿路上皮乳头状瘤
低级别乳头状尿路上皮癌
高级别乳头状尿路上皮癌

3　膀胱尿路上皮癌的治疗

3.1 非肌层浸润性膀胱尿路上皮癌的治疗

3.1.1 非肌层浸润性膀胱尿路上皮癌的治疗

分期	分层	Ⅰ级推荐	Ⅱ级推荐	Ⅲ级推荐
0a 期	T_aG_1/LG [a]	TURBT（1 类）[b] • 分块切除（2B 类）[c] • 整块切除（1B 类）[d]		既往 T_aG_1/LG 肿瘤，复查发现小的乳头样复发，可门诊膀胱镜下行电灼或激光气化治疗（3 类）[e]
0is 期	T_{is}	TURBT（1 类）[b] • 分块切除（2B 类）[c] • 整块切除（1B 类）[d] 切除标本中应有逼尿肌组织（1B 类）[f]	应考虑术中行选择性活检 [g]，随机活检 [h] 或者前列腺部尿道活检（3B 类）[i]	可采用新的膀胱肿瘤可视化诊疗技术［荧光膀胱镜（1A 类）[j]，窄谱光成像膀胱镜（3B 类）[k]］
Ⅰ 期	T_1，LG	TURBT（1 类）[b] • 分块切除（2B 类）[c] • 整块切除（1B 类）[d] 切除标本中应有逼尿肌组织（1B 类）[f]	二次电切（1B 类）[l]	可采用新的膀胱肿瘤可视化诊疗技术［荧光膀胱镜（1A 类）[j]，窄谱光成像膀胱镜（3B 类）[k]］

非肌层浸润性膀胱尿路上皮癌的治疗（续）

分期	分层	I 级推荐	II 级推荐	III 级推荐
I 期	T_1, HG	TURBT（1 类）[b] • 分块切除（2B 类）[c] • 整块切除（1B 类）[d] 切除标本中应有逼尿肌组织（1B 类）[f]	应考虑术中行选择性活检[g]，随机活检[h]或者前列腺部尿道活检（3B 类）[i]，二次电切（1B 类）[l]	可采用新的膀胱肿瘤可视化诊疗技术［荧光膀胱镜（1A 类）[j]，窄谱光成像膀胱镜（3B 类）[k]］

推荐系统执行 TURBT 流程（1 类）

- 置入电切镜，直视下检查整个尿道
- 检查膀胱的整个尿路上皮黏膜
- 前列腺尿道活检（如有必要）
- 活检钳膀胱活检（如有必要）
- 切除肿瘤
- 在手术记录中记录操作结果
- 精确描述标本用于病理学评估

膀胱尿路上皮癌的治疗

TURBT 手术检查表和质控指标（2 类）[m]	分类
肿瘤状态	新发 vs. 复发
膀胱肿瘤的大体形态	乳头状 vs. 实性
肿瘤大小（cm）	≤ 1 vs.（1~3）vs. > 3
肿瘤数量	1 vs.（2~7）vs. ≥ 8
位置	三角区 vs. 膀胱颈 / 前列腺尿道 vs. 其他
完全切除可见肿瘤	是 vs. 否

【注释】

a 膀胱癌的组织学分级采用 2004/2016 年 WHO 分级法（乳头状肿瘤），即低度恶性潜能尿路上皮乳头状肿瘤（papillary urothelial neoplasms of low malignant potential，PUNLMP）、低级别（low-grade，LG）乳头状尿路上皮癌（papillary urothelial carcinoma）和高级别（high-grade，HG）乳头状尿路上皮癌。

b 经尿道膀胱肿瘤电切术（transurethral resection of bladder tumor，TURBT）可以采用分块切除和整块切除（en-bloc resection）肿瘤，采用哪种技术取决于肿瘤的大小、位置以及术者的经验[1-2]。

c 分块切除包括分别切除肿瘤外生部分，肿瘤基底膀胱壁和切除区域边缘[3]。

d 整块切除可采用单极或双极，铥激光（Thulium-YAG）或钬激光（Holmium-YAG）[1, 4-7]。与单极电切相比，双极电切可以减少并发症风险和获得更好的组织标本，但这一结果仍有争论[8-11]。

e 门诊膀胱镜下电灼或激光气化处理针对既往有 T_aG_1/LG 病史的小的乳头样复发肿瘤，可以减少入院的治疗负担，但在肿瘤学预后方面还没有前瞻的对照性研究结果[12-13]。

f TURBT 病理标本中要求包含膀胱逼尿肌组织，否则可能导致肿瘤残留和分期低估，这也被认为是衡量电切质量的替代标准（除了 T_aG_1/LG 肿瘤）。不同电切和活检组织建议分别标记后送病理检查。

g 膀胱原位癌可以表现为类似炎症的淡红色绒毛样黏膜改变，也可以表现为完全正常膀胱黏膜，因此对可疑膀胱黏膜可以采用选择性活检（selected biopsy）。

h 对尿细胞学检查阳性、怀疑有原位癌存在，或者既往有非乳头样表现的 G_3/HG 肿瘤患者，可考虑对膀胱黏膜表现为正常的区域行随机活检（mapping biopsy）。随机活检区域应包括膀胱三角区、顶壁、左右侧壁和后壁[14-15]。可采用光动力学诊断（photodynamic diagnosis）进行定位活检（1A 类）[16-17]。

i 如果膀胱肿瘤为原位癌、多发性癌或者肿瘤位于膀胱三角区或颈部时，侵犯前列腺部尿道或前列腺导管的风险增加，建议行前列腺部尿道活检，此外，尿细胞学阳性或前列腺部尿道黏膜表现异常时，也应行该部位的活检。如果初次手术没有活检，二次电切时应进行活检[18-21]。

j 荧光膀胱镜（fluorescence cystoscopy）通过向膀胱内灌注光敏剂 5- 氨基酮戊酸（5-aminolevulinic acid，ALA）或 6- 甲基乙酰丙酸（hexaminolaevulinic acid，HAL）对膀胱癌进行诊断。与传统膀胱镜相比，其更容易发现恶性肿瘤，尤其是原位癌[16-17]。不过炎症、近期膀胱肿瘤电切术和卡介苗膀胱灌注治疗会导致假阳性结果[22-23]。

k 窄谱光成像膀胱镜（narrow-band imaging，NBI）技术能使正常尿路上皮与血运丰富的肿瘤组织间的对比更明显。有队列研究和小规模的前瞻性随机试验证实，NBI 引导的膀胱软镜检查、活检或肿瘤切除，能够提高肿瘤的检出率[24-27]。

l 下列情况建议二次电切：确定或疑似 TURBT 未完全切除肿瘤；除了 T_aLG/G_1 肿瘤或初发原位癌病例，首次切除肿瘤标本中未见肌层组织；T_1 期膀胱肿瘤。推荐首次电切后 2~6 周行二次电切[28]。

m TURBT 手术检查表和质控指标显示可提高手术质量（取材存在逼尿肌）并降低复发率[29]。

参考文献

［1］KRAMER MW, ALTIERI V, HURLE R, et al. Current evidence of transurethral en-bloc resection of nonmuscle invasive bladder cancer. Eur Urol Focus, 2017, 3 (6): 567-576.

［2］BRAUSI M, COLLETTE L, KURTH K, et al. Variability in the recurrence rate at first follow-up cystoscopy after TUR in stage Ta T1 transitional cell carcinoma of the bladder: A combined analysis of seven EORTC studies. Eur Urol, 2002, 41 (5): 523-531.

［3］RICHTERSTETTER M, WULLICH B, AMANN K, et al. The value of extended transurethral resection of bladder tumour (TURBT) in the treatment of bladder cancer. BJU Int, 2012, 110 (2 Pt 2): E76-E79.

［4］KRAMER MW, RASSWEILER JJ, KLEIN J, et al. En bloc resection of urothelium carcinoma of the bladder (EBRUC): A European multicenter study to compare safety, efficacy, and outcome of laser and electrical en bloc transurethral resection of bladder tumor. World J Urol, 2015, 33 (12): 1937-1943.

[5] HURLE R, LAZZERI M, COLOMBO P, et al. "En Bloc" resection of nonmuscle invasive bladder cancer: A prospective single-center study. Urology, 2016, 90: 126-130.

[6] MIGLIARI R, BUFFARDI A, GHABIN H. Thulium laser endoscopic en bloc enucleation of nonmuscle-invasive bladder cancer. J Endourol, 2015, 29 (11): 1258-1262.

[7] ZHANG XR, FENG C, ZHU WD, et al. Two micrometer continuous-wave thulium laser treating primary non-muscle-invasive bladder cancer: Is it feasible?: A randomized prospective study. Photomed Laser Surg, 2015, 33 (10): 517-523.

[8] BOLAT D, GUNLUSOY B, DEGIRMENCI T, et al. Comparing the short-term outcomes and complications of monopolar and bipolar transurethral resection of non-muscle invasive bladder cancers: A prospective, randomized, controlled study. Arch Esp Urol, 2016, 69 (5): 225-233.

[9] TEOH JY, CHAN ES, YIP SY, et al. Comparison of detrusor muscle sampling rate in monopolar and bipolar transurethral resection of bladder tumor: A randomized trial. Ann Surg Oncol, 2017, 24 (5): 1428-1434.

[10] VENKATRAMANI V, PANDA A, MANOJKUMAR R, et al. Monopolar versus bipolar transurethral resection of bladder tumors: A single center, parallel arm, randomized, controlled trial. J Urol, 2014, 191 (6): 1703-1707.

[11] SUGIHARA T, YASUNAGA H, HORIGUCHI H, et al. Comparison of perioperative outcomes including severe bladder injury between monopolar and bipolar transurethral resection of bladder tumors: A population based comparison. J Urol, 2014, 192 (5): 1355-1359.

[12] XU Y, GUAN W, CHEN W, et al. Comparing the treatment outcomes of potassium-titanyl-phosphate laser vaporization and transurethral electroresection for primary nonmuscle-invasive bladder cancer: A prospective, randomized study. Lasers Surg Med, 2015, 47 (4): 306-311.

[13] PLANELLES GÓMEZ J, OLMOS SÁNCHEZ L, CARDOSA BENET JJ, et al. Holmium YAG photocoagulation: Safe and economical alternative to transurethral resection in small nonmuscle-invasive bladder tumors. J

Endourol, 2017, 31 (7): 674-678.

[14] VAN DER MEIJDEN A, OOSTERLINCK W, BRAUSI M, et al. Significance of bladder biopsies in Ta, T1 bladder tumors: A report from the EORTC Genito-Urinary Tract Cancer Cooperative Group: EORTC-GU Group Superficial Bladder Committee. Eur Urol, 1999, 35 (4): 267-271.

[15] HARA T, TAKAHASHI M, GONDO T, et al. Risk of concomitant carcinoma in situ determining biopsy candidates among primary non-muscle-invasive bladder cancer patients: Retrospective analysis of 173 Japanese cases. Int J Urol, 2009, 16 (3): 293-298.

[16] KAUSCH I, SOMMERAUER M, MONTORSI F, et al. Photodynamic diagnosis in non-muscle-invasive bladder cancer: A systematic review and cumulative analysis of prospective studies. Eur Urol, 2010, 57 (4): 595-606.

[17] MOWATT G, N'DOW J, VALE L, et al. Photodynamic diagnosis of bladder cancer compared with white light cystoscopy: Systematic review and meta-analysis. Int J Technol Assess Health Care, 2011, 27 (1): 3-10.

[18] MUNGAN MU, CANDA AE, TUZEL E, et al. Risk factors for mucosal prostatic urethral involvement in superficial transitional cell carcinoma of the bladder. Eur Urol, 2005, 48 (5): 760-763.

[19] PALOU J, SYLVESTER RJ, FABA OR, et al. Female gender and carcinoma in situ in the prostatic urethra are prognostic factors for recurrence, progression, and disease-specific mortality in T1G3 bladder cancer patients treated with bacillus Calmette-Guérin. Eur Urol, 2012, 62 (1): 118-125.

[20] BRANT A, DANIELS M, CHAPPIDI MR, et al. Prognostic implications of prostatic urethral involvement in non-muscle-invasive bladder cancer. World J Urol, 2019, 37 (12): 2683-2689.

[21] HUGUET J, CREGO M, SABATÉ S, S, et al. Cystectomy in patients with high risk superficial bladder tumors who fail intravesical BCG therapy: Pre-cystectomy prostate involvement as a prognostic factor. Eur Urol, 2005, 48 (1): 53-59.

[22] DRAGA RO, GRIMBERGEN MC, KOK ET, et al. Photodynamic diagnosis (5-aminolevulinic acid) of transi-

tional cell carcinoma after bacillus Calmette-Guérin immunotherapy and mitomycin C intravesical therapy. Eur Urol, 2010, 57 (4): 655-660.

[23] RAY ER, CHATTERTON K, KHAN MS, et al. Hexylaminolaevulinate fluorescence cystoscopy in patients previously treated with intravesical bacille Calmette-Guérin. BJU Int, 2010, 105 (6): 789-794.

[24] ZHENG C, LV Y, ZHONG Q, et al. Narrow band imaging diagnosis of bladder cancer: Systematic review and meta-analysis. BJU Int, 2012, 110 (11 Pt B): E680-E687.

[25] DREJER D, BÉJI S, MUNK NIELSEN A, et al. Clinical relevance of narrow-band imaging in flexible cystoscopy: The DaBlaCa-7 study. Scand J Urol, 2017, 51 (2): 120-123.

[26] YE Z, HU J, SONG X, et al. A comparison of NBI and WLI cystoscopy in detecting non-muscle-invasive bladder cancer: A prospective, randomized and multi-center study. Sci Rep, 2015, 5: 10905.

[27] KIM SB, YOON SG, TAE J, et al. Detection and recurrence rate of transurethral resection of bladder tumors by narrow-band imaging: Prospective, randomized comparison with white light cystoscopy. Investig Clin Urol, 2018, 59 (2): 98-105.

[28] BALTACI S, BOZLU M, YILDIRIM A, et al. Significance of the interval between first and second transurethral resection on recurrence and progression rates in patients with high-risk non-muscle-invasive bladder cancer treated with maintenance intravesical bacillus Calmette-Guérin. BJU Int, 2015, 116 (5): 721-726.

[29] SUAREZ-IBARROLA R, SORIA F, ABUFARAJ M, et al. Surgical checklist impact on recurrence-free survival of patients with non-muscle-invasive bladder cancer undergoing transurethral resection of bladder tumour. BJU Int, 2019, 123 (4): 646-650.

膀胱尿路上皮癌的治疗

3.1.2 非肌层浸润性膀胱尿路上皮癌的术后辅助治疗

非肌层浸润性膀胱癌危险分层

危险分层	定义
低危	低恶性潜能乳头状尿路上皮肿瘤 或同时满足：单发，低级别，T_a 期，直径 ≤ 3cm
中危	所有不包含在相邻类别定义中的肿瘤（介于低危和高危之间）
高危	G_3（高级别）肿瘤同时满足以下任意一项：原位癌（carcinoma in situ，CIS）；T_1 期；直径 >3cm；多发肿瘤，复发肿瘤，符合高危定义
极高危	满足以下任意一项：BCG 难治性；变异组织类型；淋巴血管侵犯；前列腺尿道侵犯

【注释】

该危险分层标准适用于初诊原发膀胱尿路上皮癌，复发性膀胱尿路上皮癌至少评估为中危及以上风险，但具体中 / 高 / 极高危风险分层的评价，建议根据复发时肿瘤所具有的相关不良临床病理参数进行综合评估。

非肌层浸润性膀胱癌术后辅助治疗

危险分层	Ⅰ级推荐	Ⅱ级推荐	Ⅲ级推荐
低危	SI[a] ①表柔比星 ②吡柔比星 ③吉西他滨 ④丝裂霉素 ⑤羟基喜树碱		
中危	① SI+ 全剂量 BCG 灌注[b] 1 年（优先） ② SI+ 膀胱灌注化疗[c]	SI+ 化疗、BCG 联合灌注	SI+BCG 减量灌注 1 年（BCG 不可及或短缺时）
高危[d]	SI+ 全剂量 BCG 灌注 3 年	① SI+ 化疗、BCG 联合灌注 ② SI+ 膀胱灌注化疗	SI+BCG 减量灌注 3 年（BCG 不可及或短缺时） 帕博利珠单抗（BCG 难治性） 根治性全膀胱切除 放化疗保膀胱综合治疗复发高危 无法耐受根治性膀胱切除或拒绝膀胱切除：根治性同步放化疗[d]

非肌层浸润性膀胱癌术后辅助治疗（续）

危险分层	Ⅰ级推荐	Ⅱ级推荐	Ⅲ级推荐
极高危[d]（未经 BCG 治疗）	① SI+ 全剂量 BCG 灌注 3 年（优先） ②根治性膀胱全切		放化疗保膀胱综合治疗 复发高危无法耐受根治性膀胱切除或拒绝膀胱切除：根治性同步放化疗[d]
极高危（BCG 难治性）[e]	根治性膀胱全切（优先） 膀胱灌注化疗 帕博利珠单抗		① Adstiladrin 基因疗法[f] ② N-803、BCG 联合灌注[f] ③放化疗保膀胱综合治疗 复发高危无法耐受根治性膀胱切除或拒绝膀胱切除：根治性同步放化疗[d]

【注释】

a SI：即刻单次膀胱灌注化疗。术后 24h 内进行。术中发生膀胱穿孔或术后明显血尿的患者禁忌化疗。每年复发次数>1 次或 EORTC 复发分数 ≥ 5 分的患者不能获益。

b 术后 2~4 周内开始，先采用 6~8 周（每周 1 次）的灌注诱导免疫应答，再进行 BCG 维持灌注治疗。维持灌注方案可采用术后第 3、6 个月分别进行维持 3 周的灌注治疗（每周 1 次），之后每半年重復 1 次（每周 1 次，共 3 周）。

c 膀胱诱导灌注化疗（术后 4~8 周，每周 1 次）+膀胱维持灌注化疗（每个月 1 次，维持 6~12 个月）。

d 回顾性研究表明 TURBT+ 根治性同步化放疗治疗 T_1 期 G_3 级卡介苗灌注失败后的患者，7 年疾病特异生存率 70%，总生存率 58%[45]，其他研究通过同样方案在高危 NMIBC 中也取得了较好疗效：5 年疾病特异生存率为 82%，10 年为 70%，存活患者膀胱功能保存率 80%[42]。

e 对于高危 / 极高危 NMIBC 患者推荐参加 MDT 讨论。

f 基因疗法药物 Adstiladrin（nadofaragene firadenovec）、IL-15 超级拮抗剂 N-803 联合 BCG 膀胱灌注相关内容，详见 "3.1.2.6 NMIBC 复发后治疗"。

3.1.2.1 术后即刻单次膀胱灌注化疗

术后即刻单次膀胱灌注化疗（SI）可以防止肿瘤细胞种植并降低肿瘤复发风险[1]。一项纳入了 13 篇随机对照研究（RCT）的荟萃分析结果显示，与单用 TURBT 相比，TURBT 联合 SI 可以降低 35% 的早期肿瘤复发风险，并使 5 年复发率从 58.8% 下降到 44.8%[2]。同时，这项研究还发现每年复发次数>1 次或 EORTC 复发评分 ≥ 5 分的患者不能从 SI 中获益。此外，还有 3 项大型荟萃分析也报道了相同的研究结果[3-5]。因此，除每年复发次数>1 次或 EORTC 复发评分 ≥ 5 分的患者和有禁忌证（术中发生膀胱穿孔或术后明显血尿）的患者以外，所有 NMIBC 患者均应接受 SI 以降低复发风险。目前具有临床证据的 SI 治疗药物包括吉西他滨和丝裂霉素[2, 6-7]。

非肌层浸润性膀胱尿路上皮癌术后辅助治疗流程

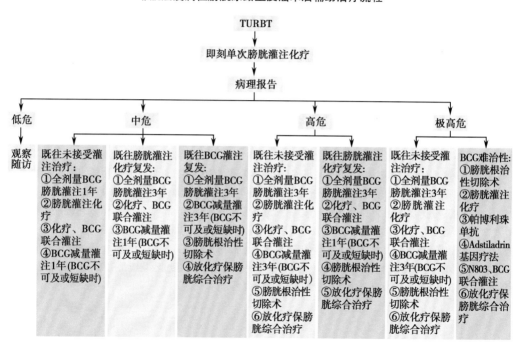

TURBT

即刻单次膀胱灌注化疗

病理报告

低危

观察随访

中危

既往未接受灌注治疗：
①全剂量BCG膀胱灌注1年
②膀胱灌注化疗
③化疗、BCG联合灌注
④BCG减量灌注1年(BCG不可及或短缺时)

既往膀胱灌注化疗复发：
①全剂量BCG膀胱灌注3年
②化疗、BCG联合灌注
③BCG减量灌注1年(BCG不可及或短缺时)

既往BCG灌注复发：
①全剂量BCG膀胱灌注3年
②BCG减量灌注3年(BCG不可及或短缺时)
③膀胱根治性切除术
④放化疗保膀胱综合治疗

高危

既往未接受灌注治疗：
①全剂量BCG膀胱灌注3年
②膀胱灌注化疗
③化疗、BCG联合灌注
④BCG减量灌注3年(BCG不可及或短缺时)
⑤膀胱根治性切除术
⑥放化疗保膀胱综合治疗

既往膀胱灌注化疗复发：
①全剂量BCG膀胱灌注3年
②化疗、BCG联合灌注
③BCG减量灌注3年(BCG不可及或短缺时)
④膀胱根治性切除术
⑤放化疗保膀胱综合治疗

极高危

既往未接受灌注治疗：
①全剂量BCG膀胱灌注3年
②膀胱灌注化疗
③化疗、BCG联合灌注
④BCG减量灌注3年(BCG不可及或短缺时)
⑤膀胱根治性切除术
⑥放化疗保膀胱综合治疗

BCG难治性：
①膀胱根治性切除术
②膀胱灌注化疗
③帕博利珠单抗
④Adstiladrin基因疗法
⑤N803、BCG联合灌注
⑥放化疗保膀胱综合治疗

膀胱尿路上皮癌的治疗

48

3.1.2.2 术后辅助膀胱灌注化疗

对于低危 NMIBC 患者，术后仅行 SI 即可有效降低肿瘤复发风险[2]。但是，中、高危 NMIBC 患者复发进展风险更大，术后仅行 SI 可能无法取得满意的治疗效果。一项纳入了 8 篇 RCT 的荟萃分析结果显示，与单纯 TURBT 相比，TURBT 联合术后辅助膀胱灌注化疗可使 1 年复发率降低 38%[8]。另有一项 RCT 结果表明，与术后仅行 SI 相比，SI 联合维持膀胱灌注丝裂霉素化疗 1 年可进一步降低肿瘤复发风险，延长患者无复发生存时间[9]。同时，有证据表明，在后续接受维持膀胱灌注化疗的情况下，SI 仍然是有必要的。一项纳入了 2 243 例 NMIBC 患者的多中心 RCT 结果显示，与仅行即刻膀胱灌注丝裂霉素化疗相比，SI 联合膀胱维持灌注丝裂霉素化疗可显著降低中危和高危 NMIBC 患者的复发风险[10]。近期，有两项基于国内多个临床研究的荟萃分析结果表明，吉西他滨膀胱灌注化疗对比丝裂霉素和表柔比星，可显著降低 NMIBC 患者的复发风险以及不良反应发生率[11-14]。因此，基于以上证据，中、高危 NMIBC 患者在接受 SI 后，应继续行膀胱诱导灌注化疗（术后 4~8 周，每周 1 次）和膀胱维持灌注化疗（每个月 1 次，维持 6~12 个月）。

为提高膀胱灌注化疗疗效，以下方法可应用于临床。多项前瞻性研究表明，灌注前减少液体摄入、碱化尿液、减少尿液排泄、采用高浓度化疗可降低 NMIBC 患者的复发风险[15]。也有研究结果显示，1h 膀胱灌注丝裂霉素化疗疗效优于半小时灌注化疗，但与 2h 灌注化疗疗效相比无显著差异[16]。

3.1.2.3 术后辅助 BCG 膀胱灌注

有 5 项大型荟萃分析结果显示，相比于单行 TURBT 或 TURBT 联合膀胱灌注化疗，TURBT 联合 BCG 膀胱灌注能降低 NMIBC 患者肿瘤复发风险[17-21]。3 项 RCT 结果表明，与表柔比星单药灌注、表柔比星联合干扰素灌注及丝裂霉素单药灌注化疗相比，BCG 膀胱灌注能有效预防中、高危 NMIBC 患者肿瘤复发[22-24]。另有一项纳入了 9 篇 RCT 共 2 820 例 NMIBC 患者的基于个体患者数据的荟萃分析结果显示，在预防肿瘤复发方面，丝裂霉素灌注化疗疗效优于单纯 BCG 诱导灌注治疗，但不及 BCG 诱导治疗联合维持治疗[19]。

多项研究对 BCG 灌注治疗的最佳方案进行了探索。3 项荟萃分析结果显示 BCG 诱导灌注治疗后加以长期维持灌注治疗能使其疗效得以提高[19, 25-26]。同时，SWOG 研究结果显示，3 周的 BCG 维持灌注方案可显著延长高危 NMIBC 患者的无复发生存时间和无进展生存时间[27]。一项纳入了 1 355 例 NMIBC 患者，随访时间中位数为 7.1 年的 RCT 结果表明，1/3 剂量 1 年 BCG 维持灌注的疗效并不优于全剂量 3 年 BCG 维持灌注[27]。对于中危患者，1 年 BCG 维持灌注治疗与 3 年 BCG 灌注治疗相比疗效无显著差异。但是，对于高危患者，3 年 BCG 维持灌注治疗相比于 1 年灌注治疗能降低肿瘤复发风险。因此，中、高危 NMIBC 患者应在术后 2~4 周内开始为期 6~8 周（每周 1 次）的 BCG 诱导灌注治疗，再进行 1~3 年 BCG 维持灌注治疗。维持治疗方案可采用术后第 3、6 个月分别进行维持 3 周的灌注治疗（每周 1 次），之后每半年重复 1 次（每周 1 次，共 3 周）。

近年来，BCG 短缺的问题日益严重。有 3 项前瞻性研究结果显示，低剂量 BCG 灌注治疗和全剂量 BCG 灌注治疗效果相似[29-31]。另有 1 项 RCT 结果表明，尽管全剂量 BCG 与低剂量 BCG 相比可以延长 NMIBC 患者无疾病生存时间，但两者对患者疾病进展和总生存的影响无显著差异[28]。因此，在 BCG 不可及或短缺的情况下，减量 BCG 灌注也可作为患者的可选治疗方案。

尽管有研究表明 BCG 灌注治疗与膀胱灌注化疗相比可导致更多的不良反应，但仅有不到 5% 的患者会发生严重不良反应，并且这些不良反应都可以通过相应的治疗得以控制和缓解[26, 32]。对于有严重免疫抑制［淋巴瘤、白血病、类固醇激素应用、获得性免疫缺陷综合征（艾滋病）等］、肉眼血尿、泌尿道感染、近期有创伤性导尿史和活动性肺结核的患者，不宜使用 BCG 治疗。

3.1.2.4　联合灌注治疗

一项 RCT 结果显示，膀胱灌注化疗联合 BCG 膀胱灌注治疗相比于单纯 BCG 治疗能显著延长 NMIBC 患者无疾病生存时间，但会增加发生不良反应的风险[33]。两项荟萃分析结果亦表明，化疗与 BCG 联合灌注治疗效果优于单纯 BCG 膀胱灌注治疗[34-35]。与之相反，有 RCT 结果显示单纯 BCG 灌注治疗与表柔比星联合干扰素膀胱灌注相比能显著降低 NMIBC 患者复发风险并延长疾病特异生存时间[36]。另有一项 Cochrane meta 分析结果显示，单纯 BCG 灌注治疗效果亦优于 BCG 联合干扰素灌注[37]。

3.1.2.5　CIS 辅助治疗策略

CIS 的检出与 NMIBC 患者更高的复发进展风险相关，因此对于合并 CIS 的患者，术后应积极给予辅助治疗。一项荟萃分析结果显示，在有 CIS 的 NMIBC 患者中，相比于膀胱灌注化疗，BCG 膀胱灌注治疗的缓解率更高且可使治疗失败率降低 59%[36]。另一项荟萃分析结果表明，对于有 CIS 的 NMIBC 患者，BCG 灌注治疗与膀胱灌注化疗相比可降低 35% 的疾病进展风险[24]。也有前瞻性研究表明，在 CIS 患者中，BCG 联合膀胱灌注化疗与单纯 BCG 灌注治疗效果无差异[37]。因此，有 CIS 的 NMIBC 患者术后应接受 BCG 膀胱灌注治疗。

3.1.2.6　NMIBC 复发后治疗

基于个体患者数据的荟萃分析结果显示，NMIBC 患者接受术后膀胱灌注化疗复发后仍可从后续 BCG 灌注治疗中获益[19]。对于 BCG 难治性膀胱癌的患者，后续 BCG 灌注治疗对其有效的概率很小，根治性膀胱切除应该作为首选方案。对于中危 NMIBC 患者经 BCG 治疗后再次出现低级别膀胱癌者，可根据患者具体情况继续使用 BCG 灌注化疗或行根治性膀胱切除术。而对于 BCG 治疗后再次出现高级别膀胱癌或 CIS 的患者，应行根治性膀胱切除术。总体而言，BCG 治疗失败的 NMIBC 患者，具有乳头状结构的 NMIBC 患者在保膀胱治疗中能获得较合并 CIS 的 NMIBC 患者更好的临床获益[38-39, 43-44]。目前，关于放化疗保膀胱综合治疗在 BCG 失败的 NMIBC 应用的证据很少。一项小样本回顾性研究结果显示，BCG 治疗后复发的 NMIBC 患者接受放化疗保膀胱综合治疗后，7 年肿瘤无复发率为 56%，疾病特异性生存率为 70%，总生存率 58%[45]。近年来，随着免疫治疗的进展，有研究表明 PD-1 抑制剂辅助治疗可以使 BCG 难治性高危 NMIBC 患者获益。KEYNOTE-057 Ⅱ期研究结果显示 BCG 难治性 NMIBC 患者接受帕博利珠单抗辅助治疗后完全缓解率可以达到 41%，46% 的完全缓解患者持续完全缓解时间 ≥ 12 个月[46]。因此，帕博利珠单抗治疗在 BCG 灌注失败且拒绝或无法耐受根治手术的 NMIBC 患者中应该成为可选方案。2021 年，基因疗法药物 Adstiladrin（nadofaragene firadenovec）公布了其膀胱灌注治疗的Ⅲ期临床试验结果，结果显示在 BCG 无应答的 NMIBC 患者中，72.9% 发生高级别 T_a/T_1 期肿瘤复发的患者获得完全缓解，完全缓解维持时间 12.4 个月；53.3% 合并 CIS 患者获得完全缓解，完全缓解维持时间 9.7 个月[47]。2022 年，QUILT 3032 临床试验公布了 IL-15 超级拮抗剂 N-803 联合 BCG 膀胱灌注治疗在 BCG 无应答的 NMIBC 中的疗效，结果显示发生

高级别 T_a/T_1 期肿瘤复发的患者无复发生存时间为 19.3 个月，71% 合并 CIS 的患者达到完全缓解，完全缓解持续时间中位数达到 26.6 个月[48]。

3.1.2.7　放化疗保膀胱综合治疗

目前，关于辅助放疗在 NMIBC 中应用的 RCT 仅有一项[40]。该研究共纳入 210 例高危 NMIBC 患者分为观察组和辅助放疗组，结果显示两组在疾病进展和死亡风险上差异无统计学意义。一项大型回顾性研究结果显示，放化疗综合治疗相比于单纯辅助放疗可以提高高危 NMIBC 患者完全缓解率，延长患者总生存时间[41]。另一项单臂回顾性研究结果表明，接受放化疗保膀胱综合治疗的高危 NMIBC 患者 5 年生存率为 82%，且超过 80% 存活者最终保留了膀胱[42]。因此，对于无法耐受或不愿意接受根治性膀胱切除术的高危 / 极高危 NMIBC 患者，可尝试放化疗保膀胱综合治疗。

参考文献

［1］BROCKS CP, BÜTTNER H, BÖHLE A. Inhibition of tumor implantation by intravesical gemcitabine in a murine model of superficial bladder cancer. J Urol, 2005, 174 (3): 1115-1118.

［2］SYLVESTER RJ, OOSTERLINCK W, HOLMANG S, et al. Systematic review and individual patient data meta-analysis of randomized trials comparing a single immediate instillation of chemotherapy after transurethral resection with transurethral resection alone in patients with stage pTa-pT1 urothelial carcinoma of the bladder: Which patients benefit from the instillation?. Eur Urol, 2016, 69 (2): 231-244.

［3］ ABERN MR, OWUSU RA, ANDERSON MR, et al. Perioperative intravesical chemotherapy in non-muscle-invasive bladder cancer: A systematic review and meta-analysis. J Natl Compr Canc Netw, 2013, 11 (4): 477-484.

［4］ PERLIS N, ZLOTTA AR, BEYENE J, et al. Immediate post-transurethral resection of bladder tumor intravesical chemotherapy prevents non-muscle-invasive bladder cancer recurrences: An updated meta-analysis on 2548 patients and quality-of-evidence review. Eur Urol, 2013, 64 (3): 421-430.

［5］ BÖHLE A. A single immediate postoperative instillation of chemotherapy decreases the risk of recurrence in patients with stage Ta T1 bladder cancer: A meta-analysis of published results of randomized clinical trials. Int Braz J Urol, 2004, 30 (4): 353-354.

［6］ MESSING EM, TANGEN CM, LERNER SP, et al. Effect of intravesical instillation of gemcitabine vs saline immediately following resection of suspected low-grade non-muscle-invasive bladder cancer on tumor recurrence: SWOG S0337 Randomized Clinical Trial. JAMA, 2018, 319 (18): 1880-1888.

［7］ HAN MA, MAISCH P, JUNG JH, et al. Intravesical gemcitabine for non-muscle invasive bladder cancer. Cochrane Database Syst Rev, 2021, 6 (6): CD009294.

［8］ HUNCHAREK M, MCGARRY R, KUPELNICK B. Impact of intravesical chemotherapy on recurrence rate of recurrent superficial transitional cell carcinoma of the bladder: Results of a meta-analysis. Anticancer Res, 2001, 21 (1B): 765-769.

［9］ TOLLEY DA, PARMAR MK, GRIGOR KM, et al. The effect of intravesical mitomycin C on recurrence of newly diagnosed superficial bladder cancer: A further report with 7 years of follow up. J Urol, 1996, 155 (4): 1233-1238.

［10］ BOSSCHIETER J, NIEUWENHUIJZEN JA, VAN GINKEL T, et al. Value of an immediate intravesical instillation of mitomycin C in patients with non-muscle-invasive bladder cancer: A prospective multicentre randomised study in 2243 patients. Eur Urol, 2018, 73 (2): 226-232.

［11］ BOUFFIOUX C, KURTH KH, BONO A, et al. Intravesical adjuvant chemotherapy for superficial transitional cell bladder carcinoma: Results of 2 European Organization for Research and Treatment of Cancer randomized trials with mitomycin C and doxorubicin comparing early versus delayed instillations and short-term versus long-term treatment: European Organization for Research and Treatment of Cancer Genitourinary Group. J Urol, 1995, 153 (3 Pt 2): 934-941.

[12] KURODA M, NIIJIMA T, KOTAKE T, et al. Effect of prophylactic treatment with intravesical epirubicin on recurrence of superficial bladder cancer: The 6th Trial of the Japanese Urological Cancer Research Group (JUCRG): A randomized trial of intravesical epirubicin at dose of 20mg/40ml, 30mg/40ml, 40mg/40ml. Eur Urol, 2004, 45 (5): 600-605.

[13] 彭磊, 蒙春杨, 李金泽, 等. 吉西他滨较丝裂霉素治疗 TURBT 后非肌层浸润性膀胱癌的复发率低、毒副作用小: 基于随机对照试验的荟萃分析. 中国全科医学, 2021, 24 (23): 2978-2984.

[14] 李杨东, 骆丁, 范毛川, 等. 吉西他滨与表柔比星灌注化疗对非肌层浸润性膀胱癌临床效果的 meta 分析. 临床泌尿外科杂志, 2022, 37 (5): 342-349.

[15] AU JL, BADALAMENT RA, WIENTJES MG, et al. Methods to improve efficacy of in-travesical mitomycin C: Results of a randomized phase Ⅲ trial. J Natl Cancer Inst, 2001, 93 (8): 597-604.

[16] GIESBERS AA, VAN HELSDINGEN PJ, KRAMER AE. Recurrence of superficial bladder carcinoma after intra-vesical instillation of mitomycin-C: Comparison of exposure times. Br J Urol, 1989, 63 (2): 176-179.

[17] HLE A, JOCHAM D, BOCK PR. Intravesical Bacillus Calmette-Guérin versus mitomycin C for superficial bladder cancer: A formal meta-analysis of comparative studies on recurrence and toxicity. J Urol, 2003, 169 (1): 90-95.

[18] HAN RF, PAN JG. Can intravesical Bacillus Calmette-Guérin reduce recurrence in patients with superficial bladder cancer?: A meta-analysis of randomized trials. Urology, 2006, 67 (6): 1216-1223.

[19] MALMSTRÖM PU, SYLVESTER RJ, CRAWFORD DE, et al. An individual patient data meta-analysis of the long-term outcome of randomised studies comparing intravesical mitomycin C versus Bacillus Calmette-Guérin for non-

膀胱尿路上皮癌的治疗

muscle-invasive bladder cancer. Eur Urol, 2009, 56 (2): 247-256.

[20] SHELLEY MD, KYNASTON H, COURT J, et al. A systematic review of intravesical Bacillus Calmette-Guérin plus transurethral resection vs transurethral resection alone in Ta and T1 bladder cancer. BJU Int, 2001, 88 (3): 209-216.

[21] SHELLEY MD, WILT TJ, COURT J, et al. Intravesical Bacillus Calmette-Guérin is superior to mitomycin C in reducing tumour recurrence in high-risk superficial bladder cancer: A meta-analysis of randomized trials. BJU Int, 2004, 93 (4): 485-490.

[22] DUCHEK M, JOHANSSON R, JAHNSON S, et al. Bacillus Calmette-Guérin is superior to a combination of epirubicin and interferon-alpha2b in the intravesical treatment of patients with stage T1 urinary bladder cancer: A prospective, randomized, Nordic study. Eur Urol, 2010, 57 (1): 25-31.

[23] JÄRVINEN R, KAASINEN E, SANKILA A, et al. Long-term efficacy of maintenance Bacillus Calmette-Guérin versus maintenance mitomycin C instillation therapy in frequently recurrent TaT1 tumours without carcinoma in situ: A subgroup analysis of the prospective, randomised FinnBladder I study with a 20-year follow-up. Eur Urol, 2009, 56 (2): 260-265.

[24] SYLVESTER RJ, BRAUSI MA, KIRKELS WJ, et al. Long-term efficacy results of EORTC genito-urinary group randomized phase 3 study 30 911 comparing intravesical instillations of epirubicin, Bacillus Calmette-Guérin, and Bacillus Calmette-Guérin plus isoniazid in patients with intermediate-and high-risk stage Ta T1 urothelial carcinoma of the bladder. Eur Urol, 2010, 57 (5): 766-773.

[25] BÖHLE A, BOCK PR. Intravesical Bacille Calmette-Guérin versus mitomycin C in superficial bladder cancer: Formal meta-analysis of comparative studies on tumor progression. Urology, 2004, 63 (4): 682-686.

[26] SYLVESTER RJ, VAN DER MEIJDEN AP, LAMM DL. Intravesical Bacillus Calmette-Guerin reduces the risk of progression in patients with superficial bladder cancer: A meta-analysis of the published results of randomized clinical trials. J Urol, 2002, 168 (5): 1964-1970.

膀胱尿路上皮癌的治疗

［27］ LAMM DL, BLUMENSTEIN BA, CRISSMAN JD, et al. Maintenance Bacillus Calmette-Guérin immunotherapy for recurrent Ta, T1 and carcinoma in situ transitional cell carcinoma of the bladder: A randomized Southwest Oncology Group Study. J Urol, 2000, 163 (4): 1124-1129.

［28］ ODDENS J, BRAUSI M, SYLVESTER R, et al. Final results of an EORTC-GU cancers group randomized study of maintenance Bacillus Calmette-Guérin in intermediate-and high-risk Ta, T1 papillary carcinoma of the urinary bladder: One-third dose versus full dose and 1 year versus 3 years of maintenance. Eur Urol, 2012, 63 (3): 462-472.

［29］ OJEA A, NOGUEIRA JL, SOLSONA E, et al. A multicentre, randomised prospective trial comparing three intravesical adjuvant therapies for intermediate-risk superficial bladder cancer: Low-dose Bacillus Calmette-Guérin (27mg) versus very low-dose Bacillus Calmette-Guérin (13.5mg) versus mitomycin C. Eur Urol, 2007, 52 (5): 1398-1406.

［30］ PFISTER C, KERKENI W, RIGAUD J, et al. Efficacy and tolerance of one-third full dose Bacillus Calmette-Guérin maintenance therapy every 3 months or 6 months: Two-year results of URO-BCG-4 multicenter study. Int J Urol, 2015, 22 (1): 53-60.

［31］ YOKOMIZO A, KANIMOTO Y, OKAMURA T, et al. Randomized controlled study of the efficacy, safety and quality of life with low dose Bacillus Calmette-Guérin instillation therapy for nonmuscle invasive bladder cancer. J Urol, 2016, 195 (1): 41-46.

［32］ SYLVESTER RJ, VAN DER MEIJDEN AP, OOSTERLINCK W, et al. The side effects of Bacillus Calmette-Guerin in the treatment of Ta T1 bladder cancer do not predict its efficacy: Results from a European Organisation for Research and Treatment of Cancer Genito-Urinary Group Phase Ⅲ Trial. Eur Urol, 2003, 44 (4): 423-428.

［33］ SOLSONA E, MADERO R, CHANTADA V, et al. Sequential combination of mitomycin C plus Bacillus Calmette-Guérin (BCG) is more effective but more toxic than BCG alone in patients with non-muscle-invasive bladder cancer in intermediate-and high-risk patients: Final outcome of CUETO 93009, a randomized prospective trial. Eur

Urol, 2015, 67 (3): 508-516.

[34] CUI J, WANG W, CHEN S, et al. Combination of intravesical chemotherapy and Bacillus Calmette-Guérin versus Bacillus Calmette-Guérin monotherapy in intermediate-and high-risk nonmuscle invasive bladder cancer: A systematic review and meta-analysis. Medicine (Baltimore), 2016, 95 (3): e2572.

[35] HUANG D, JIN YH, WENG H, et al. Combination of intravesical Bacille Calmette-Guérin and chemotherapy vs. Bacille Calmette-Guérin alone in non-muscle invasive Bladder cancer: A meta-analysis. Front Oncol, 2019, 9: 121.

[36] MARTTILA T, JRVINEN R, LIUKKONEN T, et al. Intravesical Bacillus Calmette-Guérin versus combination of epirubicin and interferon-2a in reducing recurrence of non-muscle-invasive bladder carcinoma: FinnBladder-6 Study. Eur Urol, 2016, 70 (2): 341-347.

[37] SHEPHERD AR, SHEPHERD E, BROOK NR. Intravesical Bacillus Calmette-Guérin with interferon-alpha versus intravesical Bacillus Calmette-Guérin for treating non-muscle-invasive bladder cancer. Cochrane Database Syst Rev, 2017, 3 (3): CD012112.

[38] SYLVESTER RJ, VAN DER MEIJDEN AP, WITJES JA, et al. Bacillus Calmette-Guérin versus chemotherapy for the intravesical treatment of patients with carcinoma in situ of the bladder: A meta-analysis of the published results of randomized clinical trials. J Urol, 2005, 174 (1): 86-91.

[39] KAASINEN E, WIJKSTRÖM H, RINTALA E, et al. Seventeen-year follow-up of the prospective randomized Nordic CIS study: BCG monotherapy versus alternating therapy with mitomycin C and BCG in patients with carcinoma in situ of the urinary bladder. Scand J Urol, 2016, 50 (5): 360-368.

[40] HARLAND SJ, KYNASTON H, GRIGOR K, et al. A randomized trial of radical radiotherapy for the management of pT1G3 NxM0 transitional cell carcinoma of the bladder. J Urol, 2007, 178 (3 Pt 1): 807-813.

[41] MERTEN R, OTT O, HADERLEIN M, et al. Long-term experience of chemoradiotherapy combined with deep regional hyperthermia for organ preservation in high-risk bladder cancer (Ta, Tis, T1, T2). Oncologist, 2019,

膀
胱
尿
路
上
皮
癌
的
治
疗

24 (12): e1341-e1350.

[42] WEISS C, WOLZE C, ENGEHAUSEN DG, et al. Radiochemotherapy after transurethral resection for high-risk T1 bladder cancer: An alternative to intravesical therapy or early cystectomy?. J Clin Oncol, 2006, 24 (15): 2318-2324.

[43] KAMAT AM, LERNER SP, O'DONNELL M, et al. Evidence-based assessment of current and emerging bladder-sparing therapies for non-muscle-invasive bladder cancer after Bacillus Calmette-Guérin therapy: A systematic review and meta-analysis. Eur Urol Oncol, 2020, 3 (3): 318-340.

[44] LI R, SUNDI D, ZHANG J, et al. Systematic review of the therapeutic efficacy of bladder-preserving treatments for non-muscle-invasive bladder cancer following intravesical Bacillus Calmette-Guérin. Eur Urol, 2020, 78 (3): 387-399.

[45] WO JY, SHIPLEY WU, DAHL DM, et al. The results of concurrent chemo-radiotherapy for recurrence after treatment with Bacillus Calmette-Guérin for non-muscle-invasive bladder cancer: Is immediate cystectomy always necessary?. BJU Int, 2009, 104 (2): 179-183.

[46] BALAR AV, KAMAT AM, KULKARNI GS, et al. Pembrolizumab monotherapy for the treatment of high-risk non-muscle-invasive bladder cancer unresponsive to BCG (KEYNOTE-057): An open-label, single-arm, multicentre, phase 2 study. Lancet Oncol, 2021, 22 (7): 919-930.

[47] BOORJIAN SA, ALEMOZAFFAR M, KONETY BR, et al. Intravesical nadofaragene firadenovec gene therapy for BCG-unresponsive non-muscle-invasive bladder cancer: A single-arm, open-label, repeat-dose clinical trial. Lancet Oncol, 2021, 22 (1): 107-117.

[48] SUDERMAN J, ST-LAURENT MP, BLACK PC. Re: IL-15 superagonist NAI in BCG-unresponsive non-muscle-invasive bladder cancer. Eur Urol, 2023, 83 (6): 581.

膀胱尿路上皮癌的治疗

3.2 肌层浸润性膀胱尿路上皮癌的治疗

3.2.1 肌层浸润性膀胱尿路上皮癌的治疗

分期	患者状态	I 级推荐	II 级推荐	III 级推荐
T_{2-4a}, N_{0-x}, M_0	可耐受膀胱癌根治手术[a]	新辅助化疗[b]+ 膀胱癌根治术[c]（1A 类）	新辅助化疗 + 膀胱部分切除术（2A 类）[d] 最大程度 TURBT+ 放化疗三联保膀胱治疗（2A 类）[e]	单纯膀胱切除术[f]
	不能耐受膀胱癌根治手术	最大程度 TURBT+ 同步放化疗（1A 类）；系统性药物治疗（1A 类）	膀胱部分切除术（2A 类） 无法耐受化疗则单纯放疗[i]（2A 类）	TURBT（3 类）[g]
T_{4b}, N_{0-x}, M_{0-1}		同步放化疗（1A 类）；系统性药物治疗（1A 类）		姑息性膀胱切除术 + 尿流改道（3 类）[h] 姑息性放疗（2B 类）[j]

【注释】

a 筛选可手术人群时，需充分考虑患者年龄、共病状态和一般情况。

b 对于可耐受顺铂的患者，推荐术前使用新辅助化疗，可获得 5%~8% 的生存获益[1-3]。常用的化疗方案为 GC 方案或 ddMVAC 方案，其他方案包括以顺铂为基础联合其他化疗药物在临床上使用较少；对于顺铂不耐受的患者，目前临床研究显示免疫检查点抑制剂以及抗体偶联药物的治疗也可以获得较好病理缓解率以及术前降期效果，强烈建议这些新型创新药物的围术期应用，需在 MDT 的讨论下开展。总体而言，新辅助治疗后肿瘤达到 ypT_2 及以下的患者可以获得更多的生存获益[25-27]。

c 膀胱癌根治性手术可采用多种手术入路完成，如开放手术、腹腔镜手术和机器人辅助腹腔镜手术；各种手术方式在肿瘤控制方面没有显著差异。男性通常要切除膀胱和前列腺，女性则切除膀胱、子宫及附件。在切除膀胱的同时，还要进行尿流改道术[4-6]。膀胱癌根治术采取的尿流改道方式的选择需综合考虑患者年龄、共病状态、心肺功能、认知状态以及社会支持和个人偏向等多重因素。回肠膀胱术（Bricker 术）由于手术简单，术后并发症相对较少，目前在我国使用最为广泛。原位新膀胱术更符合人体正常的生理结构，具有更高的术后生活质量，因此是最为理想的尿流改道方式；但这一手术方式对患者选择要求较高，一般需要患者年轻、一般情况良好，且具有良好的依从性[7-9]。对于高龄患者（>80 岁）可考虑使用双侧输尿管皮肤造口术。该手术操作简单、创伤较小、术后恢复快，但是术后生活质量较差。膀胱癌根治术中淋巴结清扫的范围目前仍存在争议，扩大淋巴结清扫理论上会给患者带来更好的临床获益和更低的复发率，但最近一项前瞻性随机对照研究结果显示扩大淋巴结清扫的临床获益并不优于区域淋巴结清扫。因此关于扩大淋巴结清扫的临床获益仍需进一步 RCT 研究证实[10-16]。

d 膀胱部分切除术不能作为肌层浸润性膀胱尿路上皮癌的标准治疗方法。采用该术式的患者须经过严格筛选，最理想的患者为憩室肿瘤或是有严重合并症的患者。膀胱部分切除术的选择还需要考虑肿瘤的部位，原发肿瘤周围需要有足够未受累及的软组织及尿路上皮区域（如膀胱顶部），在确保切除干净肿瘤的同时，还可保证患者膀胱部分切除术后的尿控及膀胱容量无显著损失。其相对禁忌证包括位于膀胱三角区和膀胱颈部的病变；需要输尿管再植术并非绝对禁忌。

e 选择符合适应证病例，依托紧密的多学科合作及较高的患者依从性，TURBT 尽可能将肿瘤清除，联合化放疗以期达到对膀胱肿瘤和引流淋巴结的控瘤效果并保存膀胱功能，保膀胱综合治疗近些年来应用越来越多[17-19]。研究显示，目前常用的两种治疗方案：吉西他滨化疗联合每日一次放疗方案以及 5-FU 加顺铂化疗联合一日两次放疗方案，在远期生存无明显差异，但是前者具有相对较低的毒性并且更利于患者接受[28-29]。

f 对于伴有年老体弱、抵抗力较差，长期营养不良等状况的无法耐受铂类化疗的患者，可考虑进行单纯膀胱切除术。

g 绝大部分患者无法从单纯的 TURBT 中获益。TURBT 多作为多模态保膀胱策略的一个组成部分来使用。

h 对于局部进展性肿瘤（T_{4b}），因侵袭盆壁和腹壁，易伴随出血、疼痛、排尿困难、尿路梗阻等并发症，可考虑使用姑息性膀胱切除术加尿流改道以缓解症状。但其术后合并症较多，须谨慎使用。

i 肌层浸润性膀胱尿路上皮癌单纯放疗可取得 40% 以上 CR 率，25% 左右的长期生存率，同步化放疗疗效优于放疗，完全缓解率为 60%~80%，5 年生存率在 50%~60%，局部控制率 60%~80%，50%~80% 的病例可保存正常膀胱功能，新辅助化疗反应好的保膀胱治疗成功率更高[20-24]。

j　见姑息性放疗部分。

参考文献

［1］Neoadjuvant chemotherapy in invasive bladder cancer: Update of a systematic review and meta-analysis of individual patient data advanced bladder cancer (ABC) meta-analysis collaboration. Eur Urol, 2005, 48 (2): 202-205.

［2］GROSSMAN HB, NATALE RB, TANGEN CM, et al. Neoadjuvant chemotherapy plus cystectomy compared with cystectomy alone for locally advanced bladder cancer. N Engl J Med, 2003, 349 (9): 859-866.

［3］AUDENET F, SFAKIANOS JP, WAINGANKAR N, et al. A delay >/=8 weeks to neoadjuvant chemotherapy before radical cystectomy increases the risk of upstaging. Urol Oncol, 2019, 37 (2): 116-122.

［4］PAREKH DJ, REIS IM, CASTLE EP, et al. Robot-assisted radical cystectomy versus open radical cystectomy in patients with bladder cancer (RAZOR): An open-label, randomised, phase 3, non inferiority trial. Lancet, 2018, 391 (10139): 2525-2536.

［5］RAI BP, BONDAD J, VASDEV N, et al. Robotic versus open radical cystectomy for bladder cancer in adults. Cochrane Database Syst Rev, 2019, 4 (4): CD011903.

［6］BOCHNER BH, DALBAGNI G, MARZOUK KH, et al. Randomized trial comparing open radical cystectomy and robot-assisted laparoscopic radical cystectomy: Oncologic outcomes. Eur Urol, 2018, 74 (4): 465-471.

［7］STEIN JP, SKINNER DG. Radical cystectomy for invasive bladder cancer: Long-term results of a standard procedure. World J Urol, 2006, 24 (3): 296-304.

［8］HAUTMANN RE, ABOL-ENEIN H, HAFEZ K, et al. Urinary diversion. Urology, 2007, 69 (1 Suppl): 17-49.

［9］HAUTMANN RE, VOLKMER BG, SCHUMACHER MC, et al. Long-term results of standard procedures in urology: The ileal neobladder. World J Urol, 2006, 24 (3): 305-314.

[10] HERR HW, FAULKNER JR, GROSSMAN HB, et al. Surgical factors influence bladder cancer outcomes: A cooperative group report. J Clin Oncol, 2004, 22 (14): 2781-2789.

[11] LEISSNER J, HOHENFELLNER R, THÜROFF JW, et al. Lymphadenectomy in patients with transitional cell carcinoma of the urinary bladder: Significance for staging and prognosis. BJU Int, 2000, 85 (7): 817-823.

[12] HERR HW, BOCHNER BH, DALBAGNI G, et al. Impact of the number of lymph nodes retrieved on outcome in patients with muscle invasive bladder cancer. J Urol, 2002, 167 (3): 1295-1298.

[13] KONETY BR, JOSLYN SA, O'DONNELL MA. Extent of pelvic lymphadenectomy and its impact on outcome in patients diagnosed with bladder cancer: Analysis of data from the surveillance, epidemiology and end results program data base. J Urol, 2003, 169 (3): 946-950.

[14] WRIGHT JL, LIN DW, PORTER MP. The association between extent of lymphadenectomy and survival among patients with lymph node metastases undergoing radical cystectomy. Cancer, 2008, 112 (11): 2401-2408.

[15] GSCHWEND JE, HECK MM, LEHMANN J, et al. Extended versus limited lymph node dissection in bladder cancer patients undergoing radical cystectomy: Survival results from a prospective, randomized trial. Eur Urol, 2019, 75 (4): 604-611.

[16] MUILWIJK T, AKAND M, GEVAERT T, et al. No survival difference between super extended and standard lymph node dissection at radical cystectomy: What can we learn from the first prospective randomized phase III trial?. Transl Androl Urol, 2019, 8 (Suppl 1): S112-S115.

[17] GARCIA-PERDOMO HA, MONTES-CARDONA CE, GUACHETA M, et al. Muscle-invasive bladder cancer organ-preserving therapy: Systematic review and meta-analysis. World J Urol, 2018, 36 (12): 1997-2008.

[18] ROYCE TJ, FELDMAN AS, MOSSANEN M, et al. Comparative effectiveness of bladder-preserving tri-modality therapy versus radical cystectomy for muscle-invasive bladder cancer. Clin Genitourin Cancer, 2019, 17 (1): 23-31.

膀胱尿路上皮癌的治疗

[19] SCHUETTFORT VM, PRADERE B, QUHAL F, et al. Incidence and outcome of salvage cystectomy after bladder sparing therapy for muscle invasive bladder cancer: A systematic review and meta-analysis. World J Urol, 2021, 39 (6): 1757-1768.

[20] SHI H, ZHANG W, BI X, et al. Neoadjuvant chemotherapy-guided bladder-sparing treatment for muscle-invasive bladder cancer: Results of a pilot phase Ⅱ study. Cancer Res Treat, 2021, 53 (4): 1156-1165.

[21] GIACALONE NJ, SHIPLEY WU, CLAYMAN RH, et al. Long-term outcomes after bladder-preserving tri-modality therapy for patients with muscle-invasive bladder cancer: An updated analysis of the massachusetts general hospital experience. Eur Urol. 2017, 71 (6): 952-960.

[22] CHOUDHURY A, PORTA N, HALL E, et al. Hypofractionated radiotherapy in locally advanced bladder cancer: An individual patient data meta-analysis of the BC2001 and BCON trials. Lancet Oncol, 2021, 22 (2): 246-255.

[23] HALL E, HUSSAIN SA, PORTA N, et al. Chemoradiotherapy in muscle-invasive bladder cancer: 10-yr Follow-up of the Phase 3 Randomised Controlled BC2001 Trial. Eur Urol, 2022, 82 (3): 273-279.

[24] 仲思锦, 高俊俊, 唐平, 等. 不可手术局部浸润性膀胱癌保膀胱综合治疗疗效分析. 中华肿瘤杂志, 2023, 45 (2): 175-181.

[25] NECCHI A, ANICHINI A, RAGGI D, et al. Pembrolizumab as neoadjuvant therapy before radical cystectomy in patients with muscle-invasive urothelial bladder carcinoma (PURE-01): An open-label, single-arm, phase Ⅱ Study. J Clin Oncol, 2018, 36 (34): 3353-3360.

[26] POWLES T, KOCKX M, RODRIGUEZ-VIDA A, et al. Clinical efficacy and biomarker analysis of neoadjuvant atezolizumab in operable urothelial carcinoma in the ABACUS trial. Nat Med, 2019, 25 (11): 1706-1714.

[27] FLAIG TW, ROSENBERG JE, HOIMES CJ, et al. Study EV-103: Neoadjuvant treatment with enfortumab vedotin monotherapy in cisplatin-ineligible patients (pts) with muscle invasive bladder cancer (MIBC): Updated results for Cohort H. J Clin Oncol, 2023, 41(16_suppl): 4595.

膀胱尿路上皮癌的治疗

［28］ COEN JJ, ZHANG P, SAYLOR PJ, et al. Bladder preservation with twice-a-day radiation plus fluorouracil/cisplatin or once daily radiation plus gemcitabine for muscle-invasive bladder cancer: NRG/RTOG 0712: A randomized phase II trial. J Clin Oncol, 2019, 37 (1): 44-51.

［29］ MITIN T, GEORGE A, ZIETMAN AL, et al. Long-term outcomes among patients who achieve complete or near-complete responses after the induction phase of bladder-preserving combined-modality therapy for muscle-invasive bladder cancer: A pooled analysis of NRG Oncology/RTOG 9906 and 0233. Int J Radiat Oncol Biol Phys, 2016, 94 (1): 67-74.

3.2.2 肌层浸润性膀胱尿路上皮癌的术后辅助治疗

分期	I 级推荐	II 级推荐	III 级推荐
T_{2-4a} N_{0-x}，M_0（经尿道膀胱肿瘤切除术后）	辅助性放化疗（1A 类）[b]		
T_{2-4a} 或者 N_+，M_0（标准膀胱癌根治术后）		辅助性化疗（2A 类）[d] 纳武利尤单抗（1A 类）	
ypT_{2-4a} 或者 ypN_+，M_0（新辅助治疗后标准膀胱癌根治术后）		纳武利尤单抗（1A 类）	
T_{4b} N_{0-x}，M_0（标准膀胱癌根治术后）		辅助性化疗（2A 类）[d]	辅助性放疗（2B 类）[c]
T_x N_{0-x}，M_0，R1/R2（标准膀胱癌根治术后）			辅助性放疗（2B 类）

【注释】

a 黏膜表浅病变经过保留膀胱的保守治疗后仍有较高的概率出现复发，回顾性分析结果显示，初诊患者经尿道膀胱肿瘤切除术联合术后同步放化疗后可取得良好的预后和膀胱保留率[1]。

b 荟萃分析结果显示，对于肌层浸润的膀胱癌患者，经尿道膀胱肿瘤切除术联合术后放化疗的综合治疗方案可获得与标准膀胱癌根治术相似的 10 年生存率和无进展生存率，同时综合治疗方案的术后早期并发症发生率相对较低[2]，可作为不适宜或拒绝行全膀胱切除术患者的治疗选择。建议行三维适形或适形调强技术放疗，术后放疗靶区包括全膀胱及盆腔淋巴结引流区，给予处方剂量为 45.0~50.4Gy，肿瘤瘤床区可考虑给予补量放疗，处方剂量为 54~60Gy；建议以顺铂为基础的同步化疗方案。

c 标准膀胱癌根治术后多出现远处转移，有病例对照研究结果显示，对于手术切缘不净、局部病变较晚，仅行姑息手术的患者，术后放疗有可能提高局部控制率[3]。

d 对于 $pT_{3/4}$ 和 / 或淋巴结阳性，且无远处转移（M_0）的患者，根治性膀胱切除术后行辅助化疗仍有争议[4-5]，主要原因是缺乏大规模随机对照临床研究证据。但由于此类患者术后复发率较高，若患者在术前未行新辅助化疗，术后应充分权衡患者的状态及病理分期，考虑给予含顺铂方案的辅助化疗。若患者不能耐受顺铂，目前无证据显示其他术后辅助化疗方案能改善患者的生存。

　　一项回顾性队列分析包括 3 974 例膀胱切除和淋巴结转移的患者，显示高危亚组患者（局部分期晚和淋巴结阳性）OS 存在获益（HR=0.75，95% CI 0.62~0.90）[6]。此外，2003—2006 年一项大规模观察性研究比较术后辅助化疗和单纯观察组的疗效。研究入组了 5 653 例 pT_{3-4} 和 / 或淋巴结阳性的膀胱癌患者，23% 的患者接受了辅助化疗，结果辅助治疗组的 5 年 OS 率为 37%（HR=0.70，95% CI 0.64~0.76），而观察组为 29.1%[7]。

目前支持常规术后辅助化疗的随机 Ⅲ 期临床研究证据有限，既往多项研究存在样本量小、统计方法不当、化疗方案不一等缺陷[2]。例如，研究使用的方案，包括使用 4 个周期的 CMV（卡铂、甲氨蝶呤和长春新碱）[8]、CISCA（顺铂、环磷酰胺和多柔比星）[9]、MVA（E）C（甲氨蝶呤、长春碱、多柔比星或表柔比星、顺铂）、CM（顺铂和甲氨蝶呤）[10-11]、顺铂单药治疗[12]等。部分方案已非临床常用方案。因此，早年针对辅助化疗研究所进行的荟萃分析为阴性结果[13]。

2014 年的荟萃分析[14]又增加了 3 项研究[15-17]，其中包括了更新的化疗方案吉西他滨 / 顺铂 + 紫杉醇 / 吉西他滨 + 顺铂。此时的分析结果显示，术后辅助化疗的患者无病生存时间（DFS）获益明显（HR=0.66；95% CI 0.48~0.92），OS 也存在获益趋势（HR=0.77）。同时，对淋巴结阳性的分层分析显示 DFS 获益更明显（HR=0.64；95% CI 0.45~0.91）。在基于顺铂的辅助化疗研究中，淋巴结阳性人群 DFS 的 HR 为 0.39（95% CI 0.28~0.54），而淋巴结阴性人群 DFS 的 HR 为 0.89（95% CI 0.69~1.15）。提示术后辅助化疗的获益人群可能是能耐受含顺铂方案的淋巴结阳性人群。

迄今为止，最大的术后辅助 RCT（EORTC 30994）研究，主要研究目前为术后即刻治疗与复发后再治疗对于早期膀胱癌患者生存的影响。现有数据显示与复发后再治疗相比，术后即刻治疗组的 PFS 有显著改善（HR=0.54，95% CI 0.4~0.73，P<0.000 1），但是没有显著的 OS 获益[18]。目前认为淋巴结阳性且体能状况良好的患者中，以顺铂为主的联合化疗可改善 DFS[19-21]。

CheckMate 274 研究中高危肌层浸润性尿路上皮癌（MIUC）患者根治性手术后纳武利尤单

抗对比安慰剂辅助治疗，结果显示 ITT 人群中，NIVO 组相较于安慰剂组的 DFS 有显著延长（21.0 个月 vs. 10.9 个月，$HR=0.70$，$P<0.001$）。PD-L1 $\geqslant$ 1% 患者中，也同样达到 DFS 主要终点（NR vs. 10.8 个月，$HR=0.53$，<0.001），在 MIBC 亚组中，NIVO 的 DFS 优势更加明显（DFS 25.8 个月 vs 9.4 个月，$HR=0.61$）。该研究也纳入 155 例亚洲人群，也看到了 NIVO 辅助治疗的优势（$HR=0.81$）[22]。中国国家药品监督管理局于 2023 年 1 月批准纳武利尤单抗单药在中国作为根治性切除术后伴有高复发风险的尿路上皮癌患者辅助治疗适应证。

参考文献

［1］SAUER R, BIRKENHAKE S, KÜHN R, et al. Efficacy of radiochemotherapy with platin derivatives compared to radiotherapy alone in organ-sparing treatment of bladder cancer. Int J Radiat Oncol Biol Phys, 1998, 40 (1): 121-127.

［2］VASHISTHA V, WANG H, MAZZONE A, et al. Radical cystectomy compared to combined modality treatment for muscle-invasive bladder cancer: A systematic review and meta-analysis. Int J Radiat Oncol Biol Phys, 2017, 97 (5): 1002-1020.

［3］BAYOUMI Y, HEIKAL T, DARWEISH H. Survival benefit of adjuvant radiotherapy in stage Ⅲ and Ⅳ bladder cancer: Results of 170 patients. Cancer Manag Res, 2014, 6: 459-465.

［4］COHEN SM, GOEL A, PHILLIPS J, et al. The role of perioperative chemotherapy in the treatment of urothelial cancer. Oncologist, 2006, 11 (6): 630-640.

［5］SYLVESTER R, STERNBERG C. The role of adjuvant combination chemotherapy after cystectomy in locally advanced bladder cancer: What we do not know and why. Ann Oncol, 2000, 11 (7): 851-856.

膀胱尿路上皮癌的治疗

[6] SVATEK RS, SHARIAT SF, LASKY RE, et al. The effectiveness of off-protocol adjuvant chemotherapy for patients with urothelial carcinoma of the urinary bladder. Clin Cancer Res, 2010, 16 (17): 4461-4467.

[7] GALSKY MD, STENSLAND KD, MOSHIER E, et al. Effectiveness of adjuvant chemotherapy for locally advanced bladder cancer. J Clin Oncol, 2016, 34 (8): 825-832.

[8] FREIHA F, REESE J, TORTI FM. A randomized trial of radical cystectomy versus radical cystectomy plus cisplatin, vinblastine and methotrexate chemotherapy for muscle invasive bladder cancer. J Urol, 1996, 155 (2): 495-500.

[9] SKINNER DG, DANIELS JR, RUSSELL CA, et al. The role of adjuvant chemotherapy following cystectomy for invasive bladder cancer: A prospective comparative trial. J Urol, 1991, 145 (3): 459-467.

[10] LEHMANN J, FRANZARING L, THÜROFF J, et al. Complete long-term survival data from a trial of adjuvant chemotherapy vs control after radical cystectomy for locally advanced bladder cancer. BJU Int, 2006, 97 (1): 42-47.

[11] LEHMANN J, RETZ M, WIEMERS C, et al. Adjuvant cisplatin plus methotrexate versus methotrexate, vinblastine, epirubicin, and cisplatin in locally advanced bladder cancer: Results of a randomized, multicenter, phase Ⅲ trial (AUO-AB 05/95). J Clin Oncol, 2005, 23 (22): 4963-4974.

[12] STUDER UE, BACCHI M, BIEDERMANN C, et al. Adjuvant cisplatin chemotherapy following cystectomy for bladder cancer: Results of a prospective randomized trial. J Urol, 1994, 152 (1): 81-84.

[13] Adjuvant chemotherapy in invasive bladder cancer: A systematic review and meta-analysis of individual patient data Advanced Bladder Cancer (ABC) Meta-analysis Collaboration. Eur Urol, 2005, 48 (2): 189-201.

[14] LEOW JJ, MARTIN-DOYLE W, RAJAGOPAL PS, et al. Adjuvant chemotherapy for invasive bladder cancer: A 2013 updated systematic review and meta-analysis of randomized trials. Eur Urol, 2014, 66 (1): 42-54.

[15] COGNETTI F, RUGGERI EM, FELICI A, et al. Adjuvant chemotherapy with cisplatin and gemcitabine versus chemotherapy at relapse in patients with muscle-invasive bladder cancer submitted to radical cystectomy: An Italian, multicenter, randomized phase Ⅲ trial. Ann Oncol, 2012, 23 (3): 695-700.

［16］ PAZ-ARES LG, SOLSONA E, ESTEBAN E, et al. Randomized phase Ⅲ trial comparing adjuvant paclitaxel/gem-citabine/cisplatin (PGC) to observation in patients with resected invasive bladder cancer: Results of the Spanish Oncology Genitourinary Group (SOGUG) 99/01 study. J Clin Oncol, 2010, 28 (18 Suppl): LBA4518.

［17］ STADLER WM, LERNER SP, GROSHEN S, et al. Phase Ⅲ study of molecularly targeted adjuvant therapy in locally advanced urothelial cancer of the bladder based on p53 status. J Clin Oncol, 2011, 29 (25): 3443-3449.

［18］ STERNBERG CN, SKONECZNA I, KERST JM, et al. Immediate versus deferred chemotherapy after radical cystectomy in patients with pT3-pT4 or N+ M0 urothelial carcinoma of the bladder (EORTC 30994): An inter-group, openlabel, randomised phase 3 trial. Lancet Oncol, 2015, 16 (1): 76-86.

［19］ STADLER WM, HAYDEN A, VON DER MAASE H, et al. Long-term survival in phase Ⅱ trials of gemcitabine plus cisplatin for advanced transitional cell cancer. Urol Oncol, 2002, 7 (4): 153-157.

［20］ VON DER MAASE H, SENGELOV L, ROBERTS JT, et al. Long-term survival results of a randomized trial com-paring gemcitabine plus cisplatin, with methotrexate, vinblastine, doxorubicin, plus cisplatin in patients with bladder cancer. J Clin Oncol, 2005, 23 (21): 4602-4608.

［21］ STERNBERG CN. Perioperative chemotherapy in muscle-invasive bladder cancer to enhance survival and/or as a strategy for bladder preservation. Semin Oncol, 2007, 34 (2): 122-128.

［22］ BAJORIN DF, WITJES JA, GSCHWEND JE, et al. Adjuvant nivolumab versus placebo in muscle-invasive urothe-lial carcinoma. N Engl J Med, 2021, 384 (22): 2102-2114.

3.3 晚期膀胱尿路上皮癌的治疗原则

3.3.1 转移性膀胱尿路上皮癌的一线治疗策略

分层	Ⅰ级推荐	Ⅱ级推荐	Ⅲ级推荐
可耐受顺铂	吉西他滨 + 顺铂（1A 类）[a] dd-MVAC（G-CSF 支持）（1A 类）	吉西他滨 + 紫杉醇 + 顺铂（2A 类）[a]	维迪西妥单抗 + 特瑞普利单抗（2B 类）[d]
不可耐受顺铂[b]	吉西他滨 + 卡铂（1B 类）	吉西他滨 + 紫杉醇（2A 类） 帕博利珠单抗（2A 类）[c]	维迪西妥单抗 + 特瑞普利单抗（2B 类）[d] Enfortumab Vedotin+ 帕博利珠单抗（2A 类）[e]

【注释】

a 对于肾功能处于边界范围或轻度异常情况下（eGFR 为 40~60mL/min），顺铂可以考虑分次给药进行（如 $35mg/m^2$ d1、d2 或 d1、d8）。

b 符合以下一条或一条以上标准：①肾功能不全，eGFR ≥ 30mL/min 且 eGFR<60mL/min；②一般情况 ECOG 评分为 2 分；③听力下降或周围神经病变 2 级或 2 级以上。

c 帕博利珠单抗与 Enfortumab Vedotin 尚未在国内获得晚期尿路上皮癌治疗适应证。

转移性膀胱尿路上皮癌的一线治疗解析

晚期尿路上皮癌对于铂类为主方案的化疗较为敏感，有效率可达到 50% 左右，但部分患者无法耐受顺铂为主的化疗。对于晚期尿路上皮癌的治疗，根据铂类耐受情况分为两类人群，总体来说非顺铂方案化疗疗效有所下降。因此，对于能够耐受顺铂治疗情况下，不推荐任何不含顺铂的化疗方案或其他治疗。

1. 可耐受顺铂人群的治疗选择

（1）吉西他滨联合顺铂

一项吉西他滨联合顺铂方案（GC 方案）与甲氨蝶呤 + 长春碱 + 多柔比星 + 顺铂方案（MVAC 方案）对照用于晚期尿路上皮癌一线治疗的随机对照 III 期临床研究显示，GC 方案与 MVAC 方案的疗效相当，两组的客观有效率为 49.4% 与 45.7%，无进展生存时间中位数为 7.7 个月与 8.3 个月，总生存时间中位数为 14.0 个月与 15.2 个月，但 GC 方案治疗导致的中性粒细胞减少性发热、中性粒细胞减少脓毒症和黏膜炎显著低于 MVAC 对照组[1-2]。

推荐用法：吉西他滨 1 000mg/m^2 d1、d8、d15，顺铂 70mg/m^2 d1 或 d2，每 28d 为一周期。或者，吉西他滨 1 000mg/m^2 d1、d8，顺铂 70mg/m^2 d1 或 d2，每 21d 为一周期。

（2）G-CSF 支持下的剂量密集性 MVAC 方案

一项 G-CSF 支持下的 dd-MVAC 方案与传统 MVAC 方案对照用于晚期尿路上皮癌一线治疗的随机 III 期临床研究（EORTC3024）显示两组的客观有效率分别为 62% 与 50%，无进展生存时间中位数为 9.1 个月与 8.2 个月，总生存时间中位数为 15.1 个月与 14.9 个月，虽然疗效差异无统计学意义，但 dd-MVAC 方案更有利，且不良反应方面，耐受性更好[3-4]。

推荐用法：甲氨蝶呤 $30mg/m^2$ d1+ 长春碱 $3mg/m^2$ d1+ 多柔比星 $30mg/m^2$ d1+ 顺铂 $70mg/m^2$ d1。要求水化和 G-CSF 支持。

（3）紫杉醇＋吉西他滨＋顺铂（TGP）

一项紫杉醇＋顺铂＋吉西他滨方案（PCG 方案）与吉西他滨联合顺铂用于晚期尿路上皮癌一线治疗的随机对照Ⅲ期临床研究（EORTC30987）显示两组的客观有效率分别为 55.5% 与 43.6%，无进展生存时间中位数为 8.3 个月与 7.6 个月，总生存时间中位数为 15.8 个月与 12.7 个月。统计分析显示 PCG 方案的有效率显著高于 GC 方案，但作为主要研究终点方面，虽然也有利于 PCG 方案组，但差异不具有统计学意义[5]。

推荐用法：紫杉醇 $80mg/m^2$ d1、d8，顺铂 $70mg/m^2$ d1 或 d2，吉西他滨 1 000mg/m² d1、d8，每 21d 为一周期。

2. 不可耐受顺铂人群治疗的选择

（1）吉西他滨联合卡铂

一项评估吉西他滨联合卡铂与 MCV 方案（甲氨蝶呤＋卡铂＋长春碱）的随机对照Ⅱ/Ⅲ期临床研究（EORTC30986）显示两组客观有效率分别为 41.2% 与 30.3%，无进展生存时间中位数为 5.8 个月与 4.2 个月，总生存时间中位数分别为 9.3 个月与 8.1 个月，整体数据更有利于吉西他滨联合卡铂治疗组[6-7]。

推荐用法：吉西他滨 1 000mg/m² d1、d8，卡铂按照 AUC=4~5 计算 d1，每 21d 为一周期。

（2）吉西他滨联合紫杉醇

紫杉类药物由于主要依靠肝脏代谢，因此对于肾功能不全的晚期尿路上皮癌可以作为选择，意大利一项Ⅱ期多中心临床研究入组了 ECOG 评分为 2 分或 eGFR<60mL/min 的部分患者，结果显示双周

给药方案客观有效率可以达到37%，无进展生存时间中位数为5.8个月，生存时间中位数为13.2个月[8-9]。推荐用法：吉西他滨1 000mg/m² d1、d8，紫杉醇80mg/m² d1、d8，每21d为一周期。

（3）帕博利珠单抗

一项帕博利珠单抗用于不能耐受顺铂的晚期尿路上皮癌一线治疗的Ⅱ期单臂临床研究（KEYNOTE-052研究）[10-11]，共有370例受试者接受治疗，最新五年长期随访结果显示帕博利珠单抗治疗的客观有效率为28.9%，疗效持续时间中位数为33.4个月，无进展生存时间中位数为2.5个月，总生存时间中位数为11.3个月，其中四年PFS率为10.3%，4年OS率为19.0%。PD-L1高表达人群（CPS≥10）与PD-L1低表达人群（CPS<10）的患者，客观有效率分别为达到47.3%与20.7%，无进展生存时间中位数分别为4.9个月与2.1个月，总生存时间中位数分别为未达到与21.2个月，4年生存率分别为57.6%与27.4%[10-11]。

推荐用法：帕博利珠单抗200mg，每3周给药一次。

（4）维迪西妥单抗联合特瑞普利单抗

一项开放标签的多中心临床试验（RC48-C014），用于评价维迪西妥单抗联合特瑞普利单抗治疗晚期/转移性尿路上皮癌的安全性和有效性。患者在剂量递增和扩增队列中每两周接受1.5mg/kg或2mg/kg的维迪西妥单抗联合3mg/kg特瑞普利单抗治疗，直到确认疾病进展、不可接受的毒性或自愿停药为止。截至2022年11月18日，该研究共入组41例受试者患者，确认的客观缓解率（cORR）为73.2%，完全缓解率为9.8%，其中既往未接受过任何系统治疗的患者确定的客观缓解率（cORR）为76%，无进展生存时间中位数为9.2个月，中位生存时间未达到，两年生存率为63.2%。其中关于HER2免疫组化状态的分层疗效数据结果进一步提示：其中HER2免疫组织化学0+、1+、2+/3+患者的客观缓解率分别为 33.3%、64.3%、88.3%[12]。

维迪西妥单抗联合特瑞普利单抗最常见的治疗相关不良反应（全部级别）：谷草转氨酶（GOT）升高（68.3%）、谷丙转氨酶（GPT）升高（63.4%）、外周感觉神经病变（61.0%）、乏力（61.0%）、γ-谷氨酰转移酶升高（56.1%），高甘油三酯血症（53.7%）和食欲减退（51.2%），其中 3 级以上治疗相关不良反应包括 γ-谷氨酰转移酶（γ-GT）升高（12.2%）、乏力（9.8%）、GPT 升高（7.3%）、高甘油三酯血症（7.3%）。

推荐用法：维迪西妥单抗 2.0mg/kg，特瑞普利单抗 3.0mg/kg，每 2 周一次。

（5）Enfortumab Vedotin 联合帕博利珠单抗

一项 Enfortumab Vedotin 联合帕博利珠单抗用于既往未接受过全身治疗的铂类不能耐受晚期尿路上皮癌的单臂 1 期临床研究显示客观有效率为 73.3%，无进展生存时间中位数为 12.3 个月，总生存时间中位数为 26.1 个月[13]。其后另外一项与单药 Enfortumab Vedotin 对照用于既往未接受过全身治疗的铂类不能耐受晚期尿路上皮癌的 I b/ II 期临床研究结果显示 Enfortumab Vedotin 联合帕博利珠单抗的客观有效率为 64.5%[14]。

推荐用法：Enfortumab Vedotin 1.25mg/kg d1、d8，帕博利珠单抗 200mg d1，每 3 周为一周期。

3.3.2 转移性膀胱尿路上皮癌的一线化疗后的维持治疗策略

适合人群	I 级推荐	II 级推荐	III 级推荐
一线化疗 4~6 周期后获得疾病稳定或客观有效	临床研究	阿维鲁单抗（1A 类）a	帕博利珠单抗（2A 类）b

【注释】

a　阿维鲁单抗尚未在国内上市。

b　帕博利珠单抗尚未在国内获得晚期尿路上皮癌治疗适应证。

转移性膀胱尿路上皮癌的一线化疗后的维持治疗解析

晚期尿路上皮癌对于铂类为主方案的化疗较为敏感，无进展生存时间中位数为6~9个月，因此化疗后客观有效或稳定的患者容易出现再次进展，而PD-1/L1单抗为代表的免疫治疗可以延缓复发与改善总生存。

（1）阿维鲁单抗

一项阿维鲁单抗与安慰剂对照用于晚期尿路上皮癌一线化疗后疾病稳定或缓解后维持治疗的III期随机临床研究，结果显示阿维鲁单抗联合最佳支持治疗（BSC）相比BSC对照组可显著延长患者的总生存时间，两组总生存时间中位数分别为21.4个月与14.3个月（P<0.001），亚组分析结果显示，在总人群、年龄、ECOG PS评分、PD-L1状态等亚组中，接受阿维鲁单抗联合最佳支持治疗患者的生存获益均优于单独BSC对照组，在无进展生存方面，同样观察到阿维鲁单抗联合最佳支持治疗相比单独BSC治疗可明显改善患者的无进展生存时间，两者分别为3.7个月与2.0个月[15]。

推荐用法：阿维鲁单抗每次10mg/kg，每2周给药一次。

（2）帕博利珠单抗

一项帕博利珠单抗与安慰剂对照用于晚期尿路上皮癌化疗控制后维持治疗的随机双盲II期临床研究（HCRN GU14-182研究）显示帕博利珠单抗维持治疗较安慰剂组显著延长无进展生存时间，两组分别为5.4个月与3.0个月，客观有效率分别为23%与10%，总生存时间差异无统计学意义，两组总

膀
胱
尿
路
上
皮
癌
的
治
疗

生存时间中位数为 22 个月与 18.7 个月[16]。

推荐用法：帕博利珠单抗每次 200mg，每 3 周给药一次。

3.3.3　转移性膀胱尿路上皮癌的二线治疗策略

分层	I 级推荐	II 级推荐	III 级推荐
既往化疗失败	临床研究	特瑞普利单抗（2A 类） 替雷利珠单抗（2A 类）[b] 维迪西妥单抗（2A 类）[c] 帕博利珠单抗（1A 类）[d]	纳武利尤单抗（2A 类）[c] 维迪西妥单抗 + 特瑞普利单抗 [d] 　　　　　　　　　　（2B 类） 厄达替尼（1B 类）[d]
既往免疫治疗 失败 [a]	临床研究	吉西他滨 + 顺铂 吉西他滨 + 卡铂 Enfortumab Vedotin（2A 类）[d]	长春氟宁（1A 类） 培美曲塞（2B 类） 紫杉类化疗药物 [e]（2B 类） 厄达替尼（1B 类）[d]

【注释】

a　既往免疫治疗失败人群包括术后辅助免疫治疗失败以及铂类不能耐受人群。

b　替雷利珠单抗仅适用于 PD-L1 高表达的局部晚期或转移性尿路上皮癌患者。

c　维迪西妥单抗用于既往化疗失败的 HER2 过表达的晚期及转移性尿路上皮癌。

d　帕博利珠单抗、纳武利尤单抗在国内尚未获得晚期尿路上皮癌的治疗适应证，厄达替尼、

Enfortumab Vedotin 尚未在国内批准上市。

e 紫杉类化疗药物包括临床常用的紫杉醇、多西他赛、白蛋白紫杉醇。

转移性膀胱尿路上皮癌的二线治疗解析

PD-1/PD-L1 单抗为主的免疫治疗较传统化疗显著改善了晚期尿路上皮癌的二线治疗客观有效率，开启了晚期尿路上皮癌二线治疗的新篇章，特别是帕博利珠单抗与化疗对照的随机对照Ⅲ期临床研究（KEYNOTE045）显示免疫治疗改善了总生存，奠定了免疫治疗在晚期尿路上皮癌二线治疗地位。另外成纤维细胞生长因子受体（FGFR）突变抑制剂的问世，晚期尿路上皮癌的靶向治疗也获得突破，目前晚期尿路上皮癌的二线治疗呈现百花齐放的局面。

1. 免疫治疗

（1）特瑞普利单抗

一项特瑞普利单抗用于既往治疗失败后的晚期尿路上皮癌的Ⅱ期注册临床研究（POLARIS-03），入组为所有化疗失败、不筛选 PD-L1 表达人群，结果显示其客观有效率为 26%，其中 PD-L1 阳性患者的客观有效率达到 42%，无进展生存时间中位数为 2.3 个月，总生存时间中位数为 14.4 个月[17]。2022 年 ASCO 会议公布了其两年随访，结果显示客观有效率达到 26.5%，疗效持续时间为 25.8 个月，总生存时间中位数为 14.6 个月[18]。

推荐用法：特瑞普利单抗每次 3mg/kg，每 2 周给药一次。

（2）替雷利珠单抗

替雷利珠单抗用于 PD-L1 阳性（TC 或 IC ≥ 25%）的晚期尿路上皮癌常规治疗失败后人群治疗

的Ⅱ期注册临床研究，结果显示其客观有效率为24%，无进展生存时间中位数为2.1个月，总生存时间中位数为9.8个月[19]。

推荐用法：替雷利珠单抗每次200mg，每3周给药一次。

（3）帕博利珠单抗

帕博利珠单抗与化疗（紫杉醇、多西他赛或长春氟宁）对照用于铂类化疗后进展的晚期尿路上皮癌患者的随机Ⅲ期临床研究（KEYNOTE-045研究）证实了帕博利珠单抗较化疗组显著改善总生存时间，两组分别为10.3个月与7.4个月，其他疗效终点：客观有效率分别为21.1%与11.4%，无进展生存时间中位数为2.1个月与3.3个月[20]。5年随访数据显示帕博利珠治疗组四年生存率为16.7%，疗效持续时间为29.7个月[11]。

推荐用法：帕博利珠单抗200mg，每3周一次。

（4）纳武利尤单抗

Checkmate275 Ⅱ期试验纳入386例含铂治疗失败的尿路上皮癌患者，研究表明纳武利尤单抗的客观有效率为20.7%，持续缓解时间中位数为20.3个月[21]，2017年2月美国食品药品监督管理局（FDA）基于此结果批准了其晚期尿路上皮癌二线治疗适应证。

2. 化疗

帕博利珠单抗与化疗对照用于晚期尿路上皮癌二线治疗的Ⅲ期临床研究（KEYNOTE-045研究），对照组采用了紫杉醇、多西紫杉醇以及长春氟宁等化疗药物，这是目前晚期尿路上皮癌二线化疗药物的主要选择。这项Ⅲ期临床研究证实了化疗用于晚期尿路上皮癌二线治疗的总体客观有效率为11.4%，无进展生存时间中位数为3.3个月，总生存时间为7.4个月[20]。单独涉及多西他赛及长春氟宁两个药物均有相应的Ⅲ期临床研究，一项多西他赛联合雷莫芦单抗用于晚期尿路上皮癌二线治疗的随机对照Ⅲ期研究结果显示，多西他赛联合雷莫芦单抗与多西他赛联合安慰剂比较，可以显著改善无进展生存时间，其中作为多西他赛对照组的客观有效率为14%，无进展生存时间中位数为2.76个月，总生存时间中位数为7.9个月[22]。另外一项长春氟宁与安慰剂对照用于晚期尿路上皮癌二线治疗的随机对照Ⅲ期研究结果显示长春氟宁治疗组较安慰剂显著改善了总生存时间（6.9个月 vs. 4.3个月），客观有效率为8.6%，无进展生存时间中位数为3.0个月[23]。

其他药物方面，白蛋白紫杉醇与紫杉醇、多西他赛同属于紫杉类化疗药物，可以作为晚期尿路上皮癌二线化疗的药物选择，其中白蛋白紫杉醇单药用于晚期尿路上皮癌二线治疗的Ⅱ期临床研究数据证实其客观有效率为27.7%，无进展生存时间中位数为6.0个月，总生存时间中位数为8.0个月[24]。此外，培美曲塞也可以作为晚期尿路上皮癌二线化疗药物的选择，一项培美曲塞用于晚期尿路上皮癌二线治疗的Ⅱ期临床研究结果显示其客观有效率同样为27.7%，无进展生存时间中位数为2.9个月，总生存时间中位数为9.6个月[25]。推荐用法如下。

多西他赛 75mg/m² d1，每21d为一周期。

紫杉醇 135~175mg/m² d1，每21d为一周期。

白蛋白紫杉醇 260mg/m² d1，每21d为一周期。

长春氟宁 320mg/m² d1，每21d为一周期。

培美曲塞 500mg/m² d1，每21d为一周期。

吉西他滨联合紫杉醇：吉西他滨 1 000mg/m² d1、d8，紫杉醇 80mg/m² d1、d8，每21d为一周期。

3. 靶向治疗

厄达替尼是一种口服的泛 FGFR 抑制剂（FGFR1~4 抑制剂），国外已经批准用于有 *FGFR3* 或 *FGFR2* 基因突变在铂类化疗期间或化疗后出现疾病进展的局部晚期或转移性尿路上皮癌（包括新辅助或辅助铂类化疗 12 个月内）的患者。BLC2001 研究是一项厄达替尼用于晚期尿路上皮癌靶向治疗的单臂 II 期临床研究，入组了 99 例合并 FGFR 变异、既往化疗失败（包括新辅助或辅助铂类化疗 12 个月内进展）的患者。79% 的患者合并内脏转移，43% 的患者既往接受过至少两次治疗，2019 年 BLC2001 研究公布了厄达替尼疗效及安全性的最终数据，独立评估的客观有效率为 40%，其中 CR 率为 3%，疾病控制率为 79%，无进展生存时间中位数为 5.5 个月，总生存时间中位数为 13.8 个月[26]。

2023 年 ASCO 会议报告了其验证 3 期临床研究，即厄达替尼与化疗随机对照用于 FGFR 突变的晚期尿路上皮癌的 3 期临床研究，结果显示厄达替尼与化疗组的总生存时间中位数分别为 12.1 个月与 7.8 个月，达到差异无统计学意义，客观有效率分别为 45.6% 与 11.5%，无进展生存时间中位数为 5.6 个月与 2.7 个月[27]。

推荐用法：厄达替尼片 8mg，每日一次，d1~14，每 3 周为一周期。

4. 抗体偶联药物治疗

（1）维迪西妥单抗

维迪西妥单抗（RC48，Disitamab Vedotin）是一款抗人表皮生长因子受体 2（HER2）的抗体药物偶联物（ADC），一项维迪西妥单抗的 II 期临床研究（RC48-C005）纳入既往常规治疗失败的 HER2 阳性表达的晚期尿路上皮癌患者，入组总计 43 例二线及多线尿路上皮癌受试者，其中确证客观缓解率（cORR）为 51.2%，疾病控制率（DCR）为 90.7%，无进展生存时间中位数为 6.9 个月，总生存时间中位数为 13.9 个月[28-29]。另外一项关于维迪西妥单抗的关键 II 期注册临床研究（RC48-C009）

纳入了 64 例既往含铂化疗，包括吉西他滨及紫杉醇治疗均失败的 HER2 免疫组织化学检测为阳性（IHC 2+ 或 3+）的晚期尿路上皮癌患者，所入组受试者中 85.9% 的患者接受了维迪西妥单抗的三线治疗，总人群疗效客观缓解率（ORR）为 50.0%，其中接受维迪西妥单抗二线治疗人群的客观缓解率为 55.6%，总体人群无进展生存时间中位数为 5.3 个月，总生存时间中位数为 14.2 个月。

推荐用法：维迪西妥单抗 2.0mg/kg，每 2 周一次。

（2）Enfortumab Vedotin

Enfortumab Vedotin（EV）由尿路上皮癌肿瘤细胞表面分子 Nectin-4 的单克隆抗体和微管破坏剂MMAE 组成。一项关于 Enfortumab Vedotin 用于顺铂不能耐受，且既往免疫治疗失败的开放标签、单臂、多中心 II 期临床研究（EV-201），总计纳入了 89 例患者，该研究结果于 2021 年 ASCO GU 会议公布，结果显示首要观察终点 - 客观缓解率（ORR）为 51%，疾病控制率（DCR）达 91%，无进展生存时间中位数为 5.8 个月，总生存时间中位数为 14.7 个月[30]。

推荐用法：Enfortumab Vedotin 注射剂 1.25mg/kg，d1、d8、d15，每 28d 为一周期。

3.3.4　转移性膀胱尿路上皮癌的三线治疗策略

既往治疗史	I 级推荐	II 级推荐	III 级推荐
化疗及免疫治疗失败后	临床研究	维迪西妥单抗（2A 类） Enfortumab Vedotin（1A 类）[a] 戈沙妥珠单抗（2A 类）[b]	厄达替尼（1B 类）[c]

【注释】

a Enfortumab Vedotin 尚未在国内批准上市。

b 戈沙妥珠单抗在国内尚未获得晚期尿路上皮癌的治疗适应证。

c 厄达替尼尚未在国内批准上市，仅适用于合并 *FGFR2/3* 基因变异的晚期尿路上皮癌。

转移性膀胱尿路上皮癌的三线治疗解析

晚期尿路上皮癌的治疗选择越来越多，对于既往未接受过免疫治疗的患者，PD-1/PD-L1 单抗免疫治疗是较为合适的治疗选择，相应临床研究均入组了三线治疗患者。而合并 *FGFR2/3* 突变的患者，厄达替尼在免疫治疗失败后患者的客观有效率高达 59%，因此可以选择厄达替尼作为治疗选择[27]。

抗体偶联药物近年来获得快速发展，2019 年 12 月 18 日美国 FDA 批准 Enfortumab Vedotin 用于既往含顺铂方案及免疫治疗失败后转移性尿路上皮癌患者的三线治疗。Enfortumab Vedotin（EV）由晚期尿路上皮癌肿瘤细胞表面分子 Nectin-4 的单克隆抗体和微管破坏剂 MMAE 组成。一项 EV 与常规化疗对照用于既往接受过铂类与免疫治疗失败后晚期尿路上皮癌随机对照 Ⅲ 期临床研究（EV-301 研究），研究的主要终点为总生存时间中位数，结果显示 EV 的总生存时间长于化疗组（12.88 个月 vs. 8.97 个月；*HR*=0.70，*P*=0.001），EV 组的无进展生存时间也比化疗组长（5.55 个月 vs.3.71 个月，*HR*=0.62，*P*<0.001），客观有效率为 40.6% 与 17.9%[31]。

推荐用法：Enfortumab Vedotin 注射剂：1.25mg/kg，d1、d8、d15，每 28d 为一周期。

此外，抗体偶联药物戈沙妥珠单抗于 2021 年 4 月获得美国 FDA 加速批准用于治疗接受过含铂化疗和 PD-1/PD-L1 抑制剂治疗的局部晚期或转移性尿路上皮癌的成人患者。戈沙妥珠单抗（SG，

Sacituzumab Govitecan-hziy）是一种新型 Trop-2 靶向抗体偶联药物，由抗 Trop-2 人源化单克隆抗体 hRS7 IgG1κ 与拓扑异构酶Ⅰ抑制剂伊立替康活性代谢产物 SN-38 偶联形成。既往一项Ⅰ/Ⅱ期篮子试验（IMMU-132-01）纳入了 45 例接受过系统治疗的转移性尿路上皮癌患者，该探索性试验结果显示戈沙妥珠单抗的 ORR 为 28.9%，缓解持续时间中位数为 12.9 个月，无进展生存时间中位数为 6.8 个月，总生存时间中位数为 16.8 个月。一项关键性Ⅱ期伞状多队列临床研究（TROPHY-U-01）队列 1 结果显示，对于既往多线治疗的局部晚期或转移性尿路上皮癌患者（共入组 113 例，既往治疗中位线数为 3 线，范围 1~8 线），戈沙妥珠单抗客观缓解率为 27%，起效时间中位数为 1.6 个月，缓解持续时间中位数达 7.2 个月[32]。

推荐用法：戈沙妥珠单抗 10mg/kg，d1、d8，每 21d 为一周期。

参考文献

［1］VON DER MAASE H, HANSEN SW, ROBERTS JT, et al. Gemcitabine and cisplatin versus metho-trexate, vinblas-tine, doxorubicin, and cisplatin in advanced or metastatic bladder cancer: Results of a large, randomized, multina-tional, multicenter, phase Ⅲ study. J Clin Oncol, 2000, 18 (17): 3068-3077.

［2］VON DER MAASE H, SENGELOV L, ROBERTS JT, et al. Long-term survival results of a randomized trial com-paring gemcitabine plus cisplatin, with methotrexate, vinblastine, doxorubicin, plus cisplatin in patients with bladder cancer. J Clin Oncol, 2005, 23 (21): 4602-4608.

［3］STERNBERG CN, DE MULDER PH, SCHORNAGEL JH, et al. Randomized phase Ⅲ trial of high-dose-intensity methotrexate, vinblastine, doxorubicin, and cisplatin (MVAC) chemotherapy and recombinant human granulocyte colony-stimulating factor versus classic MVAC in advanced urothelial tract tumors: European Organization for Research and Treatment of Cancer Protocol no. 30924. J Clin Oncol, 2001, 19 (10): 2638-2646.

[4] STERNBERG CN, DE MULDER P, SCHORNAGEL JH, et al. Seven-year update of an EORTC phase Ⅲ trial of high-dose intensity M-VAC chemotherapy and G-CSF versus classic M-VAC in advanced urothelial tract tumours. Eur J Cancer, 2006, 42 (1): 50-54.

[5] BELLMUNT J, VON DER MAASE H, MEAD GM, et al. Randomized phase Ⅲ study comparing paclitaxel/cisplatin/gemcitabine and gemcitabine/cisplatin in patients with locally advanced or metastatic urothelial cancer without prior systemic therapy: EORTC Intergroup Study 30987. J Clin Oncol, 2012, 30 (10): 1107-1113.

[6] DE SANTIS M, BELLMUNT J, MEAD G, et al. Randomized phase Ⅱ / Ⅲ trial assessing gemcitabine/carboplatin and methotrexate/carboplatin/vinblastine in patients with advanced urothelial cancer "unfit" for cisplatin-based chemotherapy: Phase Ⅱ -results of EORTC study 30986. J Clin Oncol, 2009, 27 (33): 5634-5639.

[7] DE SANTIS M, BELLMUNT J, MEAD G, et al. Randomized phase Ⅱ / Ⅲ trial assessing gemcitabine/carboplatin and methotrexate/carboplatin/vinblastine in patients with advanced urothelial cancer who are unfit for cisplatin-based chemotherapy: EORTC study 30986. J Clin Oncol, 2012, 30 (2): 191-199.

[8] CALABRÒ F, LORUSSO V, ROSATI G, et al. Gemcitabine and paclitaxel every 2 weeks in patients with previously untreated urothelial carcinoma. Cancer, 2009, 115 (12): 2652-2659.

[9] VON DER MAASE H. Gemcitabine in transitional cell carcinoma of the urothelium. Expert Rev Anticancer Ther, 2003, 3 (1): 11-19.

[10] BALAR AV, CASTELLANO D, O'DONNELL PH, et al. First-line pembrolizumab in cisplatin-ineligible patients with locally advanced and unresectable or metastatic urothelial cancer (KEYNOTE-052): A multicentre, single-arm, phase 2 study. Lancet Oncol, 2017, 18 (11): 1483-1492.

[11] BALAR AV, CASTELLANO DE, GRIVAS P, et al. Efficacy and safety of pembrolizumab in metastatic uro-

thelial carcinoma: Results from KEYNOTE-045 and KEYNOTE-052 after up to 5 years of follow-up. Ann Oncol, 2023, 34 (3): 289-299.

[12] SHENG X, ZHOU L, YANG KW, et al. Disitamab vedotin, a novel humanized anti-HER2 antibody-drug conjugate (ADC), combined with toripalimab in patients with locally advanced or metastatic urothelial carcinoma: An open-label phase 1b/2 study. J Clin Oncol 41, 2023 (suppl 16): abstr 4566.

[13] O'DONNELL PH, MILOWSKY MI, PETRYLAK DP, et al. Enfortumab vedotin with or without pembrolizumab in cisplatin-ineligible patients with previously untreated locally advanced or metastatic urothelial cancer. J Clin Oncol, 2023, 27: JCO2202887.

[14] HOIMES CJ, FLAIG TW, MILOWSKY MI, et al. Enfortumab vedotin plus pembrolizumab in previously untreated advanced urothelial cancer. J Clin Oncol, 2023, 41 (1): 22-31.

[15] POWLES T, PARK SH, VOOG E, et al. Maintenance avelumab + best supportive care (BSC) versus BSC alone after platinum-based first-line (1l) chemotherapy in advanced urothelial carcinoma (UC): Javelin bladder 100 phase III interim analysis. J Clin Oncol, 2020, 38 (18 Suppl): LBA1.

[16] GALSKY MD, MORTAZAVI A, MILOWSKY MI, et al. Randomized double-blind phase II study of maintenance pembrolizumab versus placebo after first-line chemotherapy in patients with metastatic urothelial cancer. J Clin Oncol, 2020, 38 (16): 1797-1806.

[17] SHENG X, CHEN H, HU B, et al. Safety, efficacy, and biomarker analysis of toripalimab in patients with previously treated advanced urothelial carcinoma: Results from a multicenter Phase II Trial POLARIS-03. Clin Cancer Res, 2022, 28 (3): 489-497.

[18] CHEN H, Sheng X, HU B, et al. Toripalimab (anti-PD-1) monotherapy as a second-line treatment for patients with metastatic urothelial carcinoma (POLARIS-03): Two-year survival update and biomarker analysis. J Clin Oncol, 2022, 40 (16_suppl): 4566.

[19] YE D, LIU J, ZHOU A, et al. Tislelizumab in Asian patients with previously treated locally advanced or metastatic urothelial carcinoma. Cancer Sci, 2021, 112 (1): 305-313.

[20] BELLMUNT J, DE WIT R, VAUGHN DJ, et al. Pembrolizumab as second-line therapy for advanced urothelial carcinoma. N Engl J Med, 2017, 376 (11): 1015-1026.

[21] SHARMA P, RETZ M, SIEFKER-RADTKE A, et al. Nivolumab in metastatic urothelial carcinoma after platinum therapy (CheckMate 275): A multicentre, single-arm, phase 2 trial. Lancet Oncol, 2017, 18 (3): 312-322.

[22] PETRYLAK DP, DE WIT R, CHI KN, et al. Ramucirumab plus docetaxel versus placebo plus docetaxel in patients with locally advanced or metastatic urothelial carcinoma after platinum-based therapy (RANGE): Overall survival and updated results of a randomised, double-blind, phase 3 trial. Lancet Oncol, 2020, 21 (1): 105-120.

[23] BELLMUNT J, THÉODORE C, DEMKOV T, et al. Phase III trial of vinflunine plus best supportive care compared with best supportive care alone after a platinum-containing regimen in patients with advanced transitional cell carcinoma of the urothelial tract. J Clin Oncol, 2009, 27 (27): 4454-4461.

[24] KO YJ, CANIL CM, MUKHERJEE SD, et al. Nanoparticle albumin-bound paclitaxel for second-line treatment of metastatic urothelial carcinoma: A single group, multicentre, phase 2 study. Lancet Oncol, 2013, 14 (8): 769-776.

[25] SWEENEY CJ, ROTH BJ, KABBINAVAR FF, et al. Phase II study of pemetrexed for second-line treatment of transitional cell cancer of the urothelium. J Clin Oncol, 2006, 24 (21): 3451-3457.

[26] LORIOT Y, NECCHI A, PARK SH, et al. Erdafitinib in locally advanced or metastatic urothelial carcinoma. N Engl J Med, 2019, 381 (4): 338-348.

[27] LORIOT Y, MATSUBARA N, PARK SH, et al. Phase 3 THOR study: Results of erdafitinib (erda) versus chemotherapy (chemo) in patients (pts) with advanced or metastatic urothelial cancer (mUC) with select fibroblast growth factor receptor alterations (FGFRalt). J Clin Oncol, 2023, 41 (17_suppl): LBA4619-LBA4619.

[28] SHENG X, YAN X, WANG L, et al. Open-label, multicenter, phase II Study of RC48-ADC, a HER2-targeting

antibody-drug conjugate, in patients with locally advanced or metastatic urothelial carcinoma. Clin Cancer Res, 2021, 27 (1): 43-51.

[29] SHENG X, HE Z, HAN W, et al. An open-label, single-arm, multicenter, phase II study of RC48-ADC to evaluate the efficacy and safety of subjects with HER2 overexpressing locally advanced or metastatic urothelial cancer (RC48-C009). Clin Oncol, 2021, 39 (15_suppl): 4584.

[30] YU EY, PETRYLAK DP, O'DONNELL PH, et al. Enfortumab vedotin in previously treated advanced urothelial carcinoma. Enfortumab vedotin after PD-1 or PD-L1 inhibitors in cisplatin-ineligible patients with advanced urothelial carcinoma (EV-201): A multicentre, single-arm, phase 2 trial. Lancet Oncol, 2021, 22 (6): 872-882.

[31] POWLES T, ROSENBERG JE, SONPAVDE GP, et al. Enfortumab vedotin in previously treated advanced urothelial carcinoma. N Engl J Med, 2021, 384 (12): 1125-1135.

[32] TAGAWA ST, BALAR AV, PETRYLAK DP, et al. TROPHY-U-01: A phase II open-label study of sacituzumab govitecan in patients with metastatic urothelial carcinoma progressing after platinum-based chemotherapy and checkpoint inhibitors. J Clin Oncol, 2021, 39 (22): 2474-2485.

3.4 膀胱尿路上皮癌的姑息性放疗

适应证	放疗方案
• 有血尿、排尿困难、膀胱刺激等症状 • 高龄或身体虚弱或合并症或病期晚不能耐受根治性治疗	• 总剂量 60~66Gy，1.8~2Gy/ 次；55Gy/20 次 [a] • 35Gy/10 次或 21Gy/3 次 [b] • 同步接受化疗 [c]

【注释】

a 预期寿命长选择总剂量 60~66Gy，1.8~2Gy/ 次或 55Gy/20 次放疗方案。

b 预期寿命短选择 35Gy/10 次或 21Gy/3 次放疗方案，68% 的患者症状可缓解[1]。对于高龄、不耐受每天放疗的患者，也可采用 SABR/SBRT（≥6Gy/F），每周 1~2 次，共 5~6 次[2]。

c 在患者耐受的前提下，可以同步化疗[2-3]。对于单次剂量>3Gy 时，不推荐同步化疗。

参考文献

[1] DUCHESNE GM, BOLGER JJ, GRIFFITHS GO, et al. A randomized trial of hypofractionated schedules of palliative radiotherapy in the management of bladder carcinoma: Results of medical research council trial BA09. Int J Radiat Oncol Biol Phys, 2000, 47 (2): 379-388.

[2] HAFEEZ S, MCDONALD F, LALONDRELLE S, et al. Clinical outcomes of image guided adaptive hypofraction-ated weekly radiation therapy for bladder cancer in patients unsuitable for radical treatment. Int J Radiat Oncol Biol Phys, 2017, 98 (1): 115-122.

[3] CHOUDHURY A, SWINDELL R, LOGUE JP, et al. Phase II study of conformal hypofractionated radiotherapy with concurrent gemcitabine in muscle-invasive bladder cancer. J Clin Oncol, 2011, 29 (6): 733-738.

4 上尿路尿路上皮癌的治疗

4.1 上尿路尿路上皮癌的治疗

4.1.1 非转移性上尿路尿路上皮癌的治疗

4.1.1.1 非转移性上尿路尿路上皮癌的危险分层

低危 [a]	高危 [b]
单发肿瘤	肾积水
肿瘤直径<2cm	肿瘤直径≥2cm
脱落细胞学或者输尿管镜检低级别肿瘤	尿脱落细胞学或者输尿管镜检高级别肿瘤
CTU 显示为非浸润性肿瘤	多发肿瘤
	既往有高级别膀胱癌行根治性膀胱切除术病史
	活检病理有其他组织成分 [c]

【注释】

a 需要满足下列所有条件。

b 仅需满足下列任意 1 个条件。

c 其他组织成分：包括鳞状细胞癌、腺癌、微乳头状癌、肉瘤样癌和淋巴上皮瘤等 [1-2]。

参考文献

[1] SIEGEL RL, MILLER KD, JEMAL A, et al. Cancer statistics, 2019. CA Cancer J Clin, 2019, 69 (1): 7-34.

[2] ROUPRÊT M, COLIN P, YATES DR, et al. A new proposal to risk stratify urothelial carcinomas of the upper urinary tract (UTUCs) in a predefinitive treatment setting: Low-risk versus high-risk UTUCs. Eur Urol, 2014, 66 (2): 181-183.

4.1.1.2 非转移性上尿路尿路上皮癌的治疗

类型	肿瘤位置	危险分层	Ⅰ级推荐	Ⅱ级推荐	Ⅲ级推荐
肾盂癌	肾盏	低危	根治性肾输尿管切除术[a] 术后单次膀胱灌注化疗[b]（2A类） 保肾手术[j]	输尿管镜手术（3类）[c] 经皮肾镜手术（3类）[d]	
		高危	根治性肾输尿管切除术（2A类）[e] 术后单次膀胱灌注化疗（2A类）[b]	肾功能不全者（3类）[i]： 输尿管镜手术（3类）[c] 经皮肾镜手术（3类）[d] 新辅助化疗[f]	局部放疗[g]

类型	肿瘤位置	危险分层	I 级推荐	II 级推荐	III 级推荐
肾盂癌	肾盂	低危	根治性肾输尿管切除术 [a] 术后单次膀胱灌注化疗（2A 类）[b] 保肾手术 [j]	输尿管镜手术（3 类）[c] 经皮肾镜手术（3 类）[d]	
		高危	根治性肾输尿管切除术（2A 类）[e] 术后单次膀胱灌注化疗（2A 类）[b]	新辅助化疗 [f]	局部放疗 [g]
输尿管癌	中上段输尿管	低危	根治性肾输尿管切除术 [a] 术后单次膀胱灌注化疗（2A 类）[b] 保肾手术 [j]	输尿管镜手术（3 类）[c] 输尿管节段切除吻合术（3 类）[h] 输尿管全长切除+肾造瘘术（3 类）[h]	

类型	肿瘤位置	危险分层	Ⅰ级推荐	Ⅱ级推荐	Ⅲ级推荐
输尿管癌	中上段输尿管	高危	根治性肾输尿管切除术（2A 类）[e, f] 术后单次膀胱灌注化疗（2A 类）[b]	肾功能不全者（3 类）[i]： 输尿管节段切除吻合术（3 类） 输尿管全长切除 + 肾造瘘术（3 类） 新辅助化疗 [f]	局部放疗 [g]
	下段输尿管	低危	根治性肾输尿管切除术 [a] 术后单次膀胱灌注化疗（2A 类）[b] 保肾手术 [j]	输尿管镜手术（3 类）[c] 输尿管下段切除 + 输尿管膀胱再植术（3 类）[h]	
		高危	根治性肾输尿管切除术（2A 类）[e, f] 术后单次膀胱灌注化疗（2A 类）[b]	肾功能不全者（3 类）[i]： 输尿管下段切除 + 输尿管膀胱再植术（3 类） 新辅助化疗 [f]	局部放疗 [g]

a 针对低危上尿路尿路上皮癌（UTUC），虽然已有 3 级证据提示内镜治疗可获得与根治性手术（RNU）类似的生存数据，但鉴于证据等级、术后同侧输尿管高复发风险、挽救性 RNU 的比例以及国内技术条件和不同中心技术水平的差异，RNU 仍推荐作为低风险 UTUC 的首选治疗。

b 术后膀胱灌注应避免用于输尿管壁内段处理不可靠、存在漏尿风险的患者。UTUC 术后膀胱肿瘤复发风险为 20%~47%。数项 RCT 研究证实，术后单次膀胱内灌注化疗药物可降低术后膀胱内肿瘤复发风险[1-3]。

c 对于已经存在肾功能不全等需要保留肾功能的低危患者可以优先推荐使用输尿管软镜处理肿瘤。

d 对于肾下盏内低危 UTUC，若输尿管软镜难以处理，则可推荐行经皮肾镜手术[4-5]。经皮肾镜手术可能会有肿瘤种植转移的风险[6]。

e 可以通过开放性手术、腹腔镜手术或机器人手术等途径开展，手术方式对于肿瘤控制效果无明显差异[7-11]。对于临床考虑 T_2 期及以上或者 N_+ 患者推荐进行区域淋巴结清扫术；而对于 $T_{3/4}$ 或淋巴结明显肿大患者推荐行开放式根治性肾输尿管切除术和淋巴结清扫[12-14]。肾盂肿瘤应考虑清扫同侧肾门、主动脉旁或腔静脉旁淋巴结[15]，输尿管下段肿瘤则考虑清扫同侧髂血管淋巴结[15]。基于模板的淋巴结清扫可能使肌层浸润性 UTUC 患者获益，但仍有待于前瞻性随机对照研究来明确淋巴结清扫的具体适应证和清扫范围[16]。

f 一些 RCT 研究目前正在进行，目的是评估接受根治性肾输尿管切除术前新辅助化疗的作用。尽管一级证据尚不可用，但在高危患者中，与单纯根治性肾输尿管切除术相比，多模式治疗可显著降低手术分期，最终提高生存率[16-18]。最近的一项研究表明，术前新辅助治疗的获益人群主要是针对局部晚期的上尿路尿路上皮癌患者[19]。对于高危 UTUC 患者，与单纯根治性肾输尿管切除术相比，术前 GC 方案新辅助化疗可显著降低手术分期，最终提高生存率。对于顺铂不耐受的患者，是否使用其他药物也能够获得一定的肿瘤局部控制效果，尚缺乏高等级证据支持。

g 仅限于无法耐受手术患者。UTUC 好发于高龄患者，部分患者不耐受手术，尿路上皮癌对放疗敏感，现代放疗技术的应用使得早期不耐受手术局限性患者取得了较好的局部治疗效果[30-32]，单纯的局部放疗难以控制肿瘤远处转移，临床往往根据患者耐受性联合同步化疗或其他治疗[20-21]。

h 内镜下不能完全切除的输尿管下段低危肿瘤，或需要保留肾功能而行保留肾脏手术的高危肿瘤，可推荐行输尿管节段切除再吻合或者输尿管末段切除 + 输尿管膀胱再植术[22-25]。

i 对于高危 UTUC 患者，若存在严重肾功能不全或孤立肾，可以考虑行保留肾脏手术[26-29]或立体定向放疗[31-32]。

j 对于严格选择的低危患者，在与患者充分沟通后可以谨慎选择进行保肾手术，保肾手术类型根据肿瘤部位，范围等可以选择输尿管镜手术，经皮肾镜手术，输尿管节段切除等手术方式。

参考文献

[1] FANG D, LI XS, XIONG GY, et al. Prophylactic intravesical chemotherapy to prevent bladder tumors afternephro-ureterectomy for primary upper urinary tract urothelial carcinomas: A systematic review and meta-analysis. Urol

Int, 2013, 91 (3): 291-296.

[2] O'BRIEN T, RAY E, SINGH R, et al. Prevention of bladder tumours after nephroureterectomy for primary upper urinary tract urothelial carcinoma: A prospective, multicentre, randomised clinical trial of a single postoperative intravesical dose of mitomycin C (the ODMIT-C Trial). Eur Urol, 2011, 60 (4): 703-710.

[3] ITO A, SHINTAKU I, SATOH M, et al. Prospective randomized phase II trial of a single early intravesical instillation of pirarubicin (THP) in the prevention of bladder recurrence after nephroureterectomy for upper urinary tract urothelial carcinoma: The THP Monotherapy Study Group Trial. J Clin Oncol, 2013, 31 (11): 1422-1427.

[4] CUTRESS ML, STEWART GD, ZAKIKHANI P, et al. Ureteroscopic and percutaneous management of upper tract urothelial carcinoma (UTUC): Systematic review. BJU Int, 2012, 110 (5): 614-628.

[5] CUTRESS ML, STEWART GD, WELLS-COLE S, et al. Long-term endoscopic management of upper tract urothelial carcinoma: 20-year single-centre experience. BJU Int, 2012, 110 (11): 1608-1617.

[6] VEMANA G, KIM EH, BHAYANI SB, et al. Survival comparison between endoscopic and surgical management for patients with upper tract urothelial cancer: A matched propensity score analysis using surveillance, epidemiology and end results-medicare data. Urology, 2016, 95: 115-120.

[7] FAVARETTO RL, SHARIAT SF, CHADE DC, et al. Comparison between laparoscopic and open radical nephroureterectomy in a contemporary group of patients: Are recurrence and disease-specific survival associated with surgical technique?. Eur Urol, 2010, 58 (5): 645-651.

[8] NI S, TAO W, CHEN Q, et al. Laparoscopic versus open nephroureterectomy for the treatment of upper urinary tract urothelial carcinoma: A systematic review and cumulative analysis of comparative studies. Eur Urol, 2012, 61 (6): 1142-1153.

[9] WALTON TJ, NOVARA G, MATSUMOTO K, et al. Oncological outcomes after laparoscopic and open radical nephroureterectomy: Results from an international cohort. BJU Int, 2011, 108 (3): 406-412.

上尿路尿路上皮癌的治疗

［10］ ARIANE MM, COLIN P, OUZZANE A, et al. Assessment of oncologic control obtained after open versus laparo-scopic nephroureterectomy for upper urinary tract urothelial carcinomas (UUT-UCs): Results from a large French multicenter collaborative study. Ann Surg Oncol, 2012, 19 (1): 301-308.

［11］ 杨昆霖, 姚林, 张争, 等 . IUPU 完全腹膜后镜肾输尿管全长切除术治疗上尿路尿路上皮癌 . 泌尿外科杂志 (电子版), 2015, 7 (3): 13-15.

［12］ FAJKOVIC H, CHA EK, JELDRES C, et al. Prognostic value of extranodal extension and other lymph node param-eters in patients with upper tract urothelial carcinoma. J Urol, 2012, 187 (3): 845-851.

［13］ 朱再生, 叶敏, 施红旗, 等 . 肾盂输尿管癌区域淋巴结清扫的临床意义 . 中华泌尿外科杂志, 2013, 34 (12): 916-920.

［14］ DONG F, XU T, WANG X, et al. Lymph node dissection could bring survival benefits to patients diagnosed with clinically node-negative upper urinary tract urothelial cancer: A population-based, propensity score-matched study. Int J Clin Oncol, 2019, 24 (3): 296-305.

［15］ MATIN SF, SFAKIANOS JP, ESPIRITU PN, et al. Patterns of lymphatic metastases in upper tract urothelial carci-noma and proposed dissection templates. J Urol, 2015, 194 (6): 1567-1574.

［16］ HUANG J, QIAN H, YUAN Y, et al. Prospective clinical trial of the oncologic outcomes and safety of extraperi-toneal laparoscopic extended retroperitoneal lymph node dissection at time of nephroureterectomy for upper tract urothelial carcinoma. Front Oncol, 2022, 12: 791140.

［17］ LIAO RS, GUPTA M, SCHWEN ZR, et al. Comparison of pathological stage in patients treated with and without neoadjuvant chemotherapy for high risk upper tract urothelial carcinoma. J Urol, 2018, 200 (1): 68-73.

［18］ PORTEN S, SIEFKER-RADTKE AO, XIAO L, et al. Neoadjuvant chemotherapy improves survival of patients with upper tract urothelial carcinoma. Cancer, 2014, 120 (12): 1794-1799.

［19］ KUBOTA Y, HATAKEYAMA S, TANAKA T, et al. Oncological outcomes of neoadjuvant chemotherapy in patients with locally advanced upper tract urothelial carcinoma: A multicenter study. Oncotarget, 2017, 8 (60): 101500-101508.

[20] LIU MZ, GAO XS, QIN SB, et al. Radiation therapy for nonmetastatic medically inoperable upper-tract urothelial carcinoma. Transl Androl Uro, 2021, 10 (7): 2929-2937.

[21] EVANS JD, HANSEN CC, TOLLEFSON MK, et al. Stereotactic body radiation therapy for medically inoperable, clinically localized, urothelial carcinoma of the renal pelvis: A case report. Adv Radiat Oncol, 2018, 3 (1): 57-61.

[22] JELDRES C, LUGHEZZANI G, SUN M, et al. Segmental ureterectomy can safely be performed in patients with transitional cell carcinoma of the ureter. J Urol, 2010, 183 (4): 1324-1329.

[23] COLIN P, OUZZANE A, PIGNOT G, et al. Comparison of oncological outcomes after segmental ureterectomy or radical nephroureterectomy in urothelial carcinomas of the upper urinary tract: Results from a large French multi-centre study. BJU Int, 2012, 110 (8): 1134-1141.

[24] OU YC, HU CY, CHENG HL, et al. Long-term outcomes of total ureterectomy with ileal-ureteral substitution treatment for ureteral cancer: A single-center experience. BMC Urol, 2018, 18 (1): 73-83.

[25] 黄吉炜, 王艳青, 陈勇辉, 等. 腹腔镜下段输尿管切除膀胱再植术治疗下段输尿管癌 8 例报告. 临床泌尿外科杂志, 2016, 31 (03): 235-238.

[26] SEISEN T, PEYRONNET B, DOMINGUEZ-ESCRIG JL, et al. Oncologic outcomes of kidney-sparing surgery versus radical nephroureterectomy for upper tract urothelial carcinoma: A systematic review by the eau non-muscle invasive bladder cancer guidelines panel. Eur Urol, 2016, 70 (6): 1052-1068.

[27] 姚立欣, 刘军, 童强, 等. 保留肾脏手术治疗原发性输尿管癌 27 例分析. 临床泌尿外科杂志, 2014, 29 (11): 993-996.

[28] 苏晓鸿, 方冬, 张雷, 等. 孤立肾上尿路尿路上皮癌 61 例临床诊疗分析. 临床泌尿外科杂志, 2016, 31 (12): 1078-1082.

[29] HUANG J, QIAN H, YUAN Y, et al. Prospective clinical trial of the oncologic outcomes and safety of extraperitoneal laparoscopic extended retroperitoneal lymph node dissection at time of nephroureterectomy for upper tract urothelial carcinoma. Front Oncol, 2022, 12: 791140.

[30] SEISEN T, PEYRONNET B, DOMINGUEZ-ESCRIG JL, et al. Oncologic outcomes of kidney-sparing surgery versus radical nephroureterectomy for upper tract urothelial carcinoma: A systematic review by the EAU non-muscle invasive bladder cancer guidelines panel. Eur Urol, 2016, 70 (6): 1052-1068.

[31] KHRIGUIAN J, PATROCINIO H, ANDONIAN S, et al. Stereotactic ablative radiation therapy for the treatment of upper urinary tract urothelial carcinoma. Pract Radiat Oncol, 2022, 12 (1): e34-e39.

[32] LIU MZ, GAO XS, QIN SB, et al. Radiation therapy for nonmetastatic medically inoperable upper-tract urothelial carcinoma. Transl Androl Urol, 2021, 10 (7): 2929-2937.

4.1.2 上尿路尿路上皮癌术后辅助治疗

分期[c]	I 级推荐	II 级推荐	III 级推荐
I 期（$pT_1N_0M_0$）	随访观察（2A 类）		
T_{2-4a} 或者 N_+，M_0（肾输尿管切除术后）	吉西他滨 + 铂类（1A 类）[a]		
ypT_{2-4a} 或者 ypN_+，M_0（新辅助治疗后肾盂输尿管根治性切除术后）T_{3-4a} 或者 N_+，M_0（标准根治术后）		纳武利尤单抗（1A 类）[b]	

【注释】

a 既往研究显示上尿路尿路上皮癌术后辅助化疗生存获益存在争议[1-4]。EORTC 30994 显示术后辅助化疗相比于延迟（至复发时）化疗并未显著改善 OS。POUT 研究将 56 个中心 261 例 $pT_{2-4}N_{0-3}M_0$ 分期的 UTUC 术后患者随机分配至辅助化疗组和观察组，辅助化疗方案包括 GP 方案（要求 eGFR>50ml/min）或 GC 方案（eGFR：30~49ml/min），术后辅助化疗 4 周期，主要研究终点是 DFS。2021 年 ASCO-GU 最新结果显示化疗组和观察组 DFS 比较的 *HR* 为 0.51（95% *CI* 0.35~0.76; *P*=0.000 6），达到预设终点，3 年 OS 率分别为 79%（95% *CI* 71%~86%）和 67%（95% *CI* 58%~75%），而 5 年 OS 率分别为 65%（95% *CI* 54%~74%）和 57%（95% *CI* 46%~66%）。辅助化疗组死亡风险较观察组降低了 30%，但差异无统计学意义（*HR*=0.70，95% *CI* 0.46~1.06; *P*=0.09），POUT 研究在一定程度上体现了 UTUC 术后辅助化疗的价值。

b CheckMate 274，一项 3 期随机双盲多中心研究，纳入肌层浸润性尿路上皮癌（MIUC）根治术后的高危患者（接受过新辅助顺铂化疗的 ypT_{2-4a} 或 ypN_+ MIUC 患者；未接受过新辅助顺铂化疗且不适合/拒绝辅助顺铂化疗的 pT_{3-4a} 或 pN_+ MIUC 患者），其中约 20% 为上尿路尿路上皮癌，探索纳武利尤单抗对比安慰剂辅助治疗的疗效，中位随访至 36.1 个月，纳武利尤单抗组和安慰剂组的 DFS 中位数分别为 22.0 个月和 10.9 个月，疾病风险降低 29%（*HR*=0.71，95% *CI* 0.58~0.86）；在 PD-L1>1% 的患者中，纳武利尤单抗组的 DFS 中位数达到了 52.6 个月，相较于安慰剂组的 8.4 个月延长了 44.2 个月，疾病风险降低 48%（*HR*=0.52，95% *CI* 0.37~0.72）[6-7]。值得关注的是，本研究中上尿路尿路上皮癌（包括肾盂及输尿管癌）约占 20%，但其 DFS 亚组分析的结果为阴性。此外，IMvigor 010 研究与 CheckMate 274 设计近似，探索 PD-L1 抑制剂 Atezoliumab 在尿路上皮癌的辅助治疗中的疗效，Atezoliumab 组和观察组的 DFS 中位数分别为 19.4 个月和 16.6 个月，疾病风险降低 11%（*HR*=0.89，95% *CI* 0.74~1.08，*P*=0.24），主要研究终点 DFS 结果阴性[8]。

c 在对患者进行全面分期确保排除远处转移后，再遵循辅助化疗的建议[5]。

参考文献

［1］ GOLDBERG H, KLAASSEN Z, CHANDRASEKAR T, et al. Does perioperative chemotherapy improve survival in upper tract urothelial carcinoma?: A population based analysis. Oncotarget, 2018, 9 (27): 18797-18810.

［2］ NECCHI A, LO VULLO S, MARIANI L, et al. Adjuvant chemotherapy after radical nephroureterectomy does not improve survival in patients with upper tract urothelial carcinoma: A joint study by the European Association of Urology-Young Academic Urologists and the Upper Tract Urothelial Carcinoma Collaboration. BJU Int, 2018, 121 (2): 252-259.

［3］ FUJITA K, TANEISHI K, INAMOTO T, et al. Adjuvant chemotherapy improves survival of patients with high-risk upper urinary tract urothelial carcinoma: A propensity score-matched analysis. BMC Urol, 2017, 17 (1): 110.

［4］ SEISEN T, KRASNOW RE, BELLMUNT J, et al. Effectiveness of adjuvant chemotherapy after radical nephro-ureterectomy for locally advanced and/or positive regional lymph node upper tract urothelial carcinoma. J Clin Oncol, 2017, 35 (8): 852-860.

［5］ BIRTLE A, JOHNSON M, CHESTER J, et al. Adjuvant chemotherapy in upper tract urothelial carcinoma (the POUT trial): A phase 3, open-label, randomised controlled trial. Lancet, 2020, 395 (10232): 1268-1277.

［6］ BAJORIN DF, WITJES JA, GSCHWEND JE, et al. Adjuvant nivolumab versus placebo in muscle-invasive urothelial carcinoma. N Engl J Med, 2021, 384 (22): 2102-2114.

上尿路尿路上皮癌的治疗

［7］ GALSKY MD, WITJES AA, GSCHWEND JE, et al. Extended follow-up results from the CheckMate 274 Trial, J Clin Oncol, 2023, 41 (suppl 6): abstr LBA443.

［8］ BELLMUNT J, HUSSAIN M, GSCHWEND JE, et al. Adjuvant atezolizumab versus observation in muscle-invasive urothelial carcinoma (IMvigor010): A multicentre, open-label, randomised, phase 3 trial. Lancet Oncol, 2021, 22 (4): 525-537.

4.2　转移性上尿路尿路上皮癌的治疗

4.2.1　转移性上尿路尿路上皮癌的一线治疗策略

分层	I 级推荐	II 级推荐	III 级推荐
可耐受顺铂	吉西他滨 + 顺铂（1A 类）[a] dd-MVAC（G-CSF 支持）（1A 类）	吉西他滨 + 紫杉醇 + 顺铂（2A 类）[a]	维迪西妥单抗 + 特瑞普利单抗（2B 类）
不可耐受顺铂[b]	吉西他滨 + 卡铂（1B 类）	吉西他滨 + 紫杉醇（2A 类） 帕博利珠单抗（2A 类）[c]	维迪西妥单抗 + 特瑞普利单抗（2B 类） Enfortumab Vedotin+ 帕博利珠单抗（2A 类）[d]

【注释】

a 对于肾功能处于边界范围或轻度异常情况下（eGFR 为 40~60ml/min），顺铂可以考虑分次给药进行（如 $35mg/m^2$ d1、d2 或 d1、d8）。

b 符合以下一条或一条以上标准：①肾功能不全，eGFR $\geqslant$ 30ml/min 且 eGFR<60ml/min；②一般情况 ECOG 评分为 2 分；③听力下降或周围神经病变 2 级或 2 级以上。

c 帕博利珠单抗尚未在国内获得晚期尿路上皮癌治疗适应证，其仅适用于 PD-L1 表达的患者，或不能耐受任何铂类化疗且 PD-L1 表达的患者。

d Enfortumab Vedotin 于 2023 年 3 月向 CFDA 递交了上市许可，尚未公布审批结果。

转移性上尿路尿路上皮癌的一线治疗解析

转移性上尿路尿路上皮癌的相关治疗方案主要来源于转移性尿路上皮癌含膀胱癌的相关研究，晚期尿路上皮癌对于铂类为主方案的化疗较为敏感，有效率可达到 50% 左右，但部分患者无法耐受顺铂为主的化疗。因此对于晚期尿路上皮癌的治疗，根据铂类耐受情况分为两类人群，总体来说对于非顺铂方案化疗，其疗效有所下降。因此，对于能够耐受顺铂治疗情况下，不推荐任何不含顺铂的化疗方案或其他治疗。

1. 可耐受顺铂人群的治疗选择

（1）吉西他滨联合顺铂

一项吉西他滨联合顺铂方案（GC 方案）化疗与甲氨蝶呤＋长春碱＋多柔比星＋顺铂方案（MVAC

方案）对照用于晚期尿路上皮癌一线治疗的随机对照Ⅲ期临床研究显示 GC 方案与 MVAC 方案的疗效数据相当，两组的客观有效率为 49.4% 与 45.7%，无进展生存时间中位数为 7.7 个月与 8.3 个月，总生存时间中位数为 14.0 个月与 15.2 个月，但 GC 方案治疗导致的中性粒细胞减少性发热、中性粒细胞减少脓毒症和黏膜炎显著低于 MVAC 对照组[1-2]。

推荐用法：吉西他滨 $1\,000mg/m^2$ d1、d8、d15，顺铂 $70mg/m^2$ d1 或 d2，每 28d 为一周期。或者：吉西他滨 $1\,000mg/m^2$ d1、d8，顺铂 $70mg/m^2$ d1 或 d2，每 21d 为一周期。

（2）G-CSF 支持下的剂量密集性 MVAC 方案

一项 G-CSF 支持下的 dd-MVAC 方案与传统 MVAC 方案对照用于晚期尿路上皮癌一线治疗的随机Ⅲ期临床研究（EORTC3024）显示两组的客观有效率分别为 62% 与 50%，无进展生存时间中位数为 9.1 个月与 8.2 个月，总生存时间中位数为 15.1 个月与 14.9 个月，虽然疗效差异并无统计学意义，但 dd-MVAC 方案更有利，且不良反应方面，耐受性更好[3-4]。

推荐用法：甲氨蝶呤 $30mg/m^2$ d1+ 长春碱 $3mg/m^2$ d1+ 多柔比星 $30mg/m^2$ d1+ 顺铂 $70mg/m^2$ d1。要求水化和 G-CSF 支持。

（3）紫杉醇 + 吉西他滨 + 顺铂（TGP）

一项紫杉醇 + 顺铂 + 吉西他滨方案（PCG 方案）与吉西他滨联合顺铂用于晚期尿路上皮癌一线治疗的随机对照Ⅲ期临床研究（EORTC30987）显示两组的客观有效率分别为 55.5% 与 43.6%，无进展生存时间中位数为 8.3 个月与 7.6 个月，总生存时间中位数为 15.8 个月与 12.7 个月。统计分析显示 PCG 方案的有效率显著高于 GC 方案，但作为主要研究终点方面，虽然也有利于 PCG 方案组，但差异无统计学意义[5]。

推荐用法：紫杉醇 80mg/m² d1、d8，顺铂 70mg/m² d1 或 d2，吉西他滨 1 000mg/m² d1、d8，每21d 为一周期。

2. 不可耐受顺铂人群治疗的选择

（1）吉西他滨联合卡铂

一项评估吉西他滨联合卡铂与 MCV 方案（甲氨蝶呤＋卡铂＋长春碱）的随机对照 Ⅱ/Ⅲ 期临床研究（EORTC30986）显示两组客观有效率分别为 41.2% 与 30.3%，无进展生存时间中位数为 5.8 个月与 4.2个月，总生存时间中位数分别为 9.3 个月与 8.1 个月，整体数据更有利于吉西他滨联合卡铂治疗组[6-7]。

推荐用法：吉西他滨 1 000mg/m² d1、d8，卡铂按照 AUC=4.5 计算 d1，每 21d 为一周期。

（2）吉西他滨联合紫杉醇

紫杉类药物由于主要依靠肝脏代谢，因此对于肾功能不全的晚期尿路上皮癌可以作为选择，意大利一项 Ⅱ期多中心临床研究入组了 ECOG 评分为 2 分或 eGFR<60ml/min 的部分患者，结果显示双周方案给药客观有效率可以达到 37%，无进展生存时间中位数为 5.8 个月，总生存时间中位数为 13.2 个月[7-8]。

推荐用法：吉西他滨 1 000mg/m² d1、d8，紫杉醇 80mg/m² d1、d8，每 21d 为一周期。

（3）免疫治疗

1）免疫联合治疗

目前，已有三项评估 PD-1/PD-L1 单抗在可耐受铂类化疗的人群中一线联合治疗是否获益的 Ⅲ期临床试验公布了研究结果。

IMvigor130 研究是阿替利珠单抗联合化疗用于晚期尿路上皮癌一线治疗的随机对照 Ⅲ 期临床试验[9]。该研究一共分为三组：阿替利珠单抗联合化疗组、阿替利珠单抗组和单纯化疗组，结果显示：总人群阿替利珠单抗联合化疗组与单纯化疗组的 PFS 分别为 8.2 个月与 6.3 个月（HR=0.82，P=0.007），OS 分别为 15.7 个月与 13.1 个月（HR=0.83，P=0.027），PFS 有改善，但 OS 没有显著改善。

KEYNOTE361 研究是帕博利珠单抗联合化疗用于晚期尿路上皮癌一线治疗的临床研究，其中期分析结果与 IMvigor130 类似[10]，因此帕博利珠单抗对于能够耐受卡铂化疗的人群，仅适用于 PD-L1 阳性表达患者，而不能耐受任何铂类化疗的患者，则不受限于 PD-L1 表达情况。但试验结果表明对于化疗联合免疫组与化疗组相比，两组中位生存期及总生存期均无临床差异。

DANUBE 研究[10] 对比了度伐利尤单抗联合或不联合 CTLA-4 抑制剂曲美木单抗（Tremelimumanb）与标准化疗在一线治疗不可切除的局部晚期或转移性尿路上皮癌的疗效。研究按 1 : 1 : 1 随机分为度伐利尤单抗治疗组、度伐利尤单抗 +tremelimumab（PD-L1+CTLA4）治疗组和铂类化疗组。在意向治疗分析人群（ITT）组中，IO-IO 联合治疗与化疗相比没有达到改善 OS 的主要研究终点，在 PD-L1 阳性人群中，度伐利尤单抗单药治疗与化疗相比的 OS 也没有改善。

综上，目前免疫治疗联合化疗或双免疫联合治疗在晚期上尿路尿路上皮癌一线治疗临床应用仍然不能取代化疗的作用。

2）免疫单药在顺铂不耐受人群中的一线治疗

基于 KEYNOTE-052 单臂 II 期临床试验的结果，帕博利珠单抗已被美国 FDA 和欧洲药物管理局（EMA）批准，用于 PD-L1 状态为阳性的顺铂不耐受患者的一线治疗[12]。该研究纳入受试者 374 例，结果证实帕博利珠单抗治疗的客观有效率为 29%，其中上尿路尿路上皮癌为 26%，58% 的患者出现肿瘤缩小，疗效持续时间中位数为 30.1 个月，无进展生存时间中位数为 2.2 个月，总生存时间中位数为 11.3 个月，随访结果显示两年 OS 率为 31.2%。PD-L1 高表达人群（CPS ≥ 10）的患者中，客观有效率达到 47.3%，总生存时间中位数为 18.5 个月。

IMvigor130 研究的 OS 最终分析结果显示，阿替利珠单抗对比单纯化疗组中：ITT 人群的 OS 没有显著获益（*HR*=0.98，95% *CI* 0.82~1.16）。2022 年 11 月，罗氏公司自愿撤回其 PD-L1 单抗阿替利珠单抗在美国用于治疗一线不适合接受顺铂化疗的尿路上皮癌（mUC）患者的适应证。因此，2023 版 CSCO 指南删除了阿替利珠单抗在转移性上尿路尿路上皮癌的一线治疗。

2022 年 ASCO-GU 公布了阿维鲁单抗一线治疗转移性尿路上皮癌患者的 II 期临床研究（ARIES 研究）[14]，研究定义 PD-L1 阳性为应用 SP263 法检测肿瘤细胞表达 ≥ 5%，定义顺铂不耐受为肌酐清除率 <60ml/min、ECOG 评分 2 分、2 级及以上的周围神经病变或听力丧失，以及既往 6 个月内进行过顺铂辅助治疗。截至 2021 年 10 月 7 日，研究共纳入 71 例患者，随访时间中位数为 9.0 个月，总生存时间中位数为 10.0 个月（95% *CI* 5.7~14.3 个月），1 年总生存率为 40.8%，无疾病进展时间中位数为 2.0 个月（95% *CI* 1.4~2.6 个月），客观缓解率为 21.1%。应用 CPS 评分 ≥ 10 进行分层，两组的总生存时间中位数分别为 13.0 个月和 7.0 个月（*P*=0.09）。遗憾的是，这样研究没有达到预设的研究终点。研究结果显示，阿维鲁单抗疗效及安全性数据与既往 PD-1/PD-L1 单抗报道的数据相类似，验证了铂类不能耐受人群接受 PD-L1 单抗的疗效数据。

综合以上研究结果，对于转移性尿路上皮癌一线治疗，单药免疫在 PFS 和 OS 方面相较于化疗并没有增加获益。CSCO 指南中推荐帕博利珠单抗对于能够耐受卡铂化疗的人群，仅适用于 PD-L1 阳性表达患者，而不能耐受任何铂类化疗的患者，则不受限于 PD-L1 表达情况。

（4）抗体偶联药物治疗

RC48-C014 研究是一项开放标签的多中心 I b/ II 期临床试验，用于评价维迪西妥单抗联合特瑞普利单抗治疗晚期/转移性尿路上皮癌的安全性和有效性。患者在剂量递增和扩增队列中每两周接受1.5mg/kg 或 2mg/kg 的维迪西妥单抗联合 3mg/kg 特瑞普利单抗治疗，直到确认疾病进展、不可接受的毒性或自愿停药为止。2023 年 ASCO GU 大会上报道的该项研究结果数据分析[13]，截至 2022 年 11 月 18 日，确认的客观缓解率（cORR）为 73.2%（95% CI 57.1%~85.8%），完全缓解（CR）率为 9.8%，疾病控制率（DCR）为 90.2%（95% CI 76.9%~97.3%），无进展生存时间（PFS）中位数为 9.2 个月（95% CI 5.7~10.3 个月），2 年 OS 率为 63.2%。亚组分析显示，初治患者 ORR 为 76.0%。HER2 IHC 2/3+、IHC 1+ 和 IHC 0 亚组 ORR 分别为 83.3%、64.3% 和 33.3%。PD-L1 阳性和阴性亚组 ORR 分别为 61.5% 和 78.6%。安全性方面，最常见的治疗相关不良事件（TRAE）包括谷草转氨酶（GOT）/谷丙转氨酶（GPT）升高（68.3%）、外周感觉神经病变（61.0%）、乏力（61.0%），高脂血症（53.7%），其中 ≥3 级 TRAE 发生率为 43.9%。

推荐用法：维迪西妥单抗 2.0mg/kg，特瑞普利单抗 3mg/kg，每 2 周一次。

Enfortumab Vedotin（EV）由抗肿瘤细胞表面分子 Nectin-4 的单克隆抗体和微管破坏剂 MMAE 组成。抗体偶联药物 Enfortumab Vedotin 联合帕博利珠单抗可作为顺铂不耐受的晚期或转移性尿路上皮癌患者的可选方案。基于 2023 ASCO 更新的 EV-103 研究 I/II 期研究队列 K 的 47 个月中位随访数据[14]：45 例子受试者，一线使用 Enfortumab Vedotin 联合帕博利珠单抗，确认的 ORR（cORR）为 73.3%，DCR 为 84.4%，CR 率为 15.6%，安全性可控，且各亚组均显示良好的 ORR。

4.2.2　转移性上尿路尿路上皮癌一线化疗后的维持治疗策略

适合人群	Ⅰ级推荐	Ⅱ级推荐	Ⅲ级推荐
一线化疗 4~6 周期后获得疾病稳定或客观有效	临床研究	阿维鲁单抗（1A 类）[a]	帕博利珠单抗（2A 类）[b]

【注释】

a　阿维鲁单抗尚未在国内上市。

b　帕博利珠单抗尚未在国内获得晚期尿路上皮癌治疗适应证。

转移性上尿路尿路上皮癌的一线化疗后的维持治疗解析

晚期尿路上皮癌对于铂类为主方案的化疗较为敏感，无进展生存时间中位数为 6~9 个月，因此化疗后客观有效或稳定的患者容易出现再次进展，而 PD-1/PD-L1 单抗为代表的免疫治疗可以延缓复发与改善总生存。

（1）阿维鲁单抗

一项阿维鲁单抗与安慰剂对照用于晚期尿路上皮癌一线化疗后疾病稳定或缓解后维持治疗的Ⅲ期随机临床研究，结果显示阿维鲁单抗联合最佳支持治疗（BSC）相比 BSC 对照组可显著延长患者的总生存时间，两组总生存时间中位数分别为 21.4 个月与 14.3 个月（$P<0.001$），亚组分析结果显示，在总人群、年龄、ECOG PS 评分、PD-L1 状态等亚组中，接受阿维鲁单抗联合最佳支持治疗患者的

生存获益均优于单独 BSC 对照组；在无进展生存方面，同样观察到阿维鲁单抗联合最佳支持治疗相比单独 BSC 治疗可明显改善患者的无进展生存时间，两者分别为 3.7 个月 vs. 2.0 个月[13]。

推荐用法：阿维鲁单抗每次 10mg/kg，每 2 周给药一次。

（2）帕博利珠单抗

一项帕博利珠单抗与安慰剂对照用于晚期尿路上皮癌化疗控制后维持治疗的随机双盲 II 期临床研究（HCRN GU14-182 研究）显示帕博利珠单抗维持治疗较安慰剂组显著延长无进展生存时间（5.4 个月 vs. 3.0 个月），客观有效率分别为 23% 与 10%，总生存时间差异无统计学意义（22 个月 vs. 18.7 个月）[14]。

推荐用法：帕博利珠单抗每次 200mg，每 3 周给药一次。

4.2.3 转移性上尿路尿路上皮癌的二线治疗策略

分层	I 级推荐	II 级推荐	III 级推荐
既往化疗失败	临床研究	特瑞普利单抗（2A 类） 替雷利珠单抗（2A 类）[b] 帕博利珠单抗（1A 类）[c] 维迪西妥单抗（2A 类）[e]	纳武利尤单抗（2A 类）[c] 维迪西妥单抗 + 特瑞普利单抗[e]（2B 类） 厄达替尼（1B 类）[d]
既往免疫治疗失败[a]	临床研究	吉西他滨 + 顺铂 吉西他滨 + 卡铂 Enfortumab Vedotin（2A 类）[e]	长春氟宁（1A 类） 培美曲塞（2B 类） 紫杉类化疗药物[g]（2B 类） 厄达替尼（1B 类）[d]

【注释】

a　既往免疫治疗失败人群包括术后辅助免疫治疗失败以及铂类不能耐受人群。

b　替雷利珠单抗仅适用于 PD-L1 高表达的局部晚期或转移性尿路上皮癌患者。

c　帕博利珠单抗在国内尚未获得晚期尿路上皮癌的治疗适应证。

d　厄达替尼尚未在国内批准上市，厄达替尼适用于合并 *FGFR2/3* 基因变异的晚期尿路上皮癌。

e　维迪西妥单抗已在国内获批，用于既往化疗失败的 *HER2* 过表达的晚期及转移性尿路上皮癌。

f　Enfortumab Vedotin 尚未在国内批准上市。

g　紫杉类化疗药物包括临床常用的紫杉醇、多西他赛、白蛋白紫杉醇。

转移性上尿路尿路上皮癌的二线治疗解析

　　PD-1/PD-L1 单抗为主的免疫治疗较传统化疗显著改善了晚期尿路上皮癌的二线治疗客观有效率，开启了晚期尿路上皮癌二线治疗的新篇章，特别是帕博利珠单抗与化疗对照的随机对照Ⅲ期临床研究（KEYNOTE-045）显示免疫治疗改善了总生存，奠定了免疫治疗在晚期尿路上皮癌二线治疗地位。另外 FGFR 突变抑制剂的问世，晚期尿路上皮癌的靶向治疗也获得突破，目前晚期尿路上皮癌的二线治疗呈现百花齐放的局面[15-16]。

1. 免疫治疗

（1）替雷利珠单抗

　　替雷利珠单抗用于 PD-L1 阳性（TC 或 IC ≥ 25%）的晚期尿路上皮癌常规治疗失败后人群治疗的Ⅱ期注册临床研究结果显示[17] 104 例可分析病例中，客观有效率为 24%，无进展生存时间中位数为 2.1 个月，总生存时间中位数为 9.8 个月[15]。基于该临床研究数据，2020 年 4 月国家药品监督管理局（NMPA）批准替雷利珠单抗用于治疗含铂化疗失败（包括新辅助或辅助化疗 12 个月内进展）的局部晚期或转移性 PD-L1 高表达的尿路上皮癌患者。

推荐用法：替雷利珠单抗每次 200mg，每 3 周给药一次。

（2）特瑞普利单抗

Polaris-03 是一项特瑞普利单抗用于既往治疗失败后的晚期尿路上皮癌的 II 期临床研究[18]，入组为所有化疗失败、不筛选 PD-L1 表达人群，结果显示其客观有效率为 26%，DoR 中位数为 19.7 个月，无进展生存时间中位数为 2.3 个月，预估 OS 中位数 14.4 个月。其中 PD-L1 阳性对比 PD-L1 阴性的 ORR 分别为（42% vs. 17%，P=0.002）。TMB-high 对比 TMB-low：ORR（48% vs. 42%，P=0.014），PFS（12.9 个月 vs. 1.8 个月，P=0.018）。

推荐用法：特瑞普利单抗每次 3mg/kg，每 2 周给药一次。

（3）帕博利珠单抗

帕博利珠单抗与化疗（紫杉醇、多西他赛或长春氟宁）对照用于铂类化疗后进展的晚期尿路上皮癌患者的随机 III 期临床研究（KEYNOTE-045 研究）显示证实了帕博利珠单抗较化疗对照组改善总生存时间（10.3 个月 vs. 7.4 个月）。其他疗效终点：客观有效率分别为 21.1% 与 11.4%，无进展生存时间中位数为 2.1 个月与 3.3 个月[17]。

推荐用法：帕博利珠单抗 200mg，每 3 周一次。

（4）其他 PD-1/PD-L1 单抗

阿替利珠单抗、纳武利尤单抗、度伐利尤单抗及阿维鲁单抗均在国外获得晚期尿路上皮癌二线治疗适应证，目前阿替立珠及度伐利尤单抗的适应证均已撤销，但前期数据表明免疫单药治疗均高于传统二线化疗，具有更高的客观反应率，免疫治疗的优势通常表现为有效的患者疗效维持时间长。

IMvigor210 II 期试验纳入 310 例患者，研究表明对于含铂化疗治疗失败的尿路上皮癌患者，阿替利珠单抗的客观有效率为 16%，持续缓解时间中位数为 27.7 个月[18-21]。基于此，2016 年 5 月，美国 FDA 批准了其晚期尿路上皮癌二线治疗适应证。而在 III 期研究 IMvigor211 中，主要研究终点总生存期失败，2021 年 3 月自愿撤销了其晚期尿路上皮癌二线治疗适应证。

Checkmate275 II 期试验，265 例可分析的含铂治疗失败的尿路上皮癌患者，研究表明纳武利尤单抗的客观有效率为 19.6%，PFS 中位数为 1.87 个月[22]。2017 年 2 月，美国 FDA 基于此结果批准了其晚期尿路上皮癌二线治疗适应证。

STUDY1108 II 期研究纳入了 191 例患者，结果表明对于含铂化疗治疗失败的尿路上皮癌患者，应用度伐利尤单抗的客观缓解率为 17.8%，持续缓解时间中位数未达到，PFS 和 OS 中位数分别为 1.5 个月（95% CI 1.4~1.9 个月）和 18.2 个月（95% CI 8.1 个月~未达到）。2017 年 5 月，美国 FDA 批准了其晚期尿路上皮癌二线治疗适应证。然而，2020 年 10 月，基于其 III 期试验 DANUBE 研究[11] 并未达到其主要研究终点，阿斯利康公司自愿撤销了度伐利尤单抗在晚期尿路上皮癌二线治疗适应证。

在 JAVELIN Solid Tumor 的 I 期扩展队列中对阿维鲁单抗治疗含铂方案失败的 161 例尿路上皮癌的合并分析[23]，其客观有效率为 17%（27 例），其中 CR 为 6%（9 例），PR 为 11%（18 例）。在超过 2 年的随访中最新的安全及有效性结果显示其客观有效率为 16.5%，持续缓解时间中位数为 20.5 个月，2 年的生存率为 20.1%[24]。

2. 化疗

帕博利珠单抗与化疗对照用于晚期尿路上皮癌二线治疗的Ⅲ期临床研究（KEYNOTE-045 研究），对照组采用了紫杉醇、多西紫杉醇以及长春氟宁等化疗药物，这是目前晚期尿路上皮癌二线化疗药物的主要选择，这项Ⅲ期临床研究证实了化疗用于晚期尿路上皮癌二线治疗的总体客观有效率为 11.4%，无进展生存时间中位数为 3.3 个月，总生存时间为 7.4 个月[17]。单独涉及多西他赛及长春氟宁两个药物均有相应Ⅲ期临床研究，一项多西他赛联合雷莫芦单抗用于晚期尿路上皮癌二线治疗的随机对照Ⅲ期研究结果显示多西他赛联合雷莫芦单抗与多西他赛联合安慰剂比较，可以显著改善无进展生存时间，其中作为多西他赛对照组的客观有效率为 14%，无进展生存时间中位数为 2.76 个月，总生存时间中位数为 7.9 个月[22]。另外一项长春氟宁与安慰剂对照用于晚期尿路上皮癌二线治疗的随机对照Ⅲ期研究结果显示长春氟宁治疗组较安慰剂显著改善了总生存时间（6.9 个月 vs. 4.3 个月），客观有效率为 8.6%，无进展生存时间中位数为 3.0 个月[23]。

其他药物方面，白蛋白紫杉醇与培美曲塞均可以作为晚期尿路上皮癌二线化疗的药物选择，其中白蛋白紫杉醇单药用于晚期尿路上皮癌二线治疗的Ⅱ期临床研究数据证实其客观有效率为 27.7%，无进展生存时间中位数为 6.0 个月，总生存时间中位数为 8.0 个月[24]。一项培美曲塞用于晚期尿路上皮癌二线治疗的Ⅱ期临床研究结果显示其客观有效率同样为 27.7%，无进展生存时间中位数为 2.9 个月，总生存时间中位数为 9.6 个月[25]。

推荐用法：

多西他赛 75mg/m^2 d1，每 21d 为一周期。

紫杉醇 135~175mg/m^2 d1，每 21d 为一周期。

白蛋白紫杉醇 260mg/m² d1，每 21d 为一周期。

长春氟宁 320mg/m² d1，每 21d 为一周期。

培美曲塞 500mg/m² d1，每 21d 为一周期。

吉西他滨联合紫杉醇：吉西他滨 1 000mg/m² d1、d8，紫杉醇 80mg/m² d1、d8，每 21d 为一周期。

3. 靶向治疗

厄达替尼是一种口服的泛 FGFR 抑制剂（FGFR1~4 抑制剂），国外已经批准用于存在 *FGFR3* 或 *FGFR2* 基因突变在铂类化疗期间或化疗后出现疾病进展的局部晚期或转移性尿路上皮癌（包括新辅助或辅助铂类化疗 12 个月内进展）的患者。BLC2001 研究是一项厄达替尼用于晚期尿路上皮癌靶向治疗的单臂 II 期临床研究，入组了 99 例合并 *FGFR* 变异、既往化疗失败（包括新辅助或辅助铂类化疗 12 个月内进展）的患者。79% 的患者合并内脏转移，43% 的患者既往接受过至少两次治疗，2019 年 BLC2001 研究公布了厄达替尼疗效及安全性的最终数据，独立评估的客观有效率为 40%，其中 CR 率为 3%，疾病控制率为 79%，无进展生存时间中位数为 5.5 个月，总生存时间中位数为 13.8 个月[26]。

推荐用法：厄达替尼片 10mg，每日一次，d1~7，其后休 7d，之后重复，每 28d 为一周期。

4. 抗体偶联药物治疗

（1）维迪西妥单抗

维迪西妥单抗（RC48，Disitamab Vedotin）是一款抗人表皮生长因子受体 2（HER2）的抗体药物偶联物（ADC），其药物设计选用的人源化单克隆抗体 Disitamab 对 HER2 的亲和力强，内吞效率高，所携带的载药分子 MMAE（甲基澳瑞他汀 -E）是一种海兔毒素的衍生物，属于具有强效抗微管作用的细胞毒化学药物。一项维迪西妥单抗的 II 期临床研究（RC48-C005）纳入既往常规治疗失败的 HER2 阳性表达的晚期尿路上皮癌患者，入组总计 43 例二线及多线尿路上皮癌受试者，其中确证客观缓解率（cORR）为 51.2%，疾病控制率（DCR）为 90.7%，无进展生存时间中位数为 6.9 个月，总生存时间中位数为 13.9 个月[27]。RC48-C009 是维迪西妥单抗的关键 II 期注册临床研究，纳入了 64 例既往含铂化疗，包括吉西他滨及紫杉醇治疗均失败的 HER2 免疫组织化学检测为阳性（IHC 2+ 或 3+）的晚期尿路上皮癌患者，所入组受试者中 85.9% 患者接受了维迪西妥单抗的三线治疗，总人群疗效客观缓解率（ORR）为 50.0%，其中接受维迪西妥单抗二线治疗人群的客观缓解率为 55.6%，总体人群无进展生存时间中位数为 5.3 个月，总生存时间中位数为 14.2 个月[28-31]。

RC48-C011 是一项维迪西妥单抗用于 HER2 阴性（IHC 1+ 或 0）的患者应用维迪西妥单抗的观察研究[32]，维迪西妥单抗的给药方法与剂量强度与既往 C005 及 C009 研究相同，结果显示对于 HER2 阴性患者整体疾病控制率（DCR）为 94.7%，客观缓解率（ORR）为 26.3%，其中 HER2 IHC 1+ 患者的 ORR 为 38%。研究结果同时提示，维迪西妥单抗治疗 HER2 阴性患者的无进展生存时间中位数为 5.5 个月，总生存时间中位数为 16.4 个月。

推荐用法：维迪西妥单抗 2.0mg/kg，每 2 周一次。

（2）Enfortumab Vedotin

Enfortumab Vedotin（EV）由晚期尿路上皮癌肿瘤细胞表面分子 Nectin-4 的单克隆抗体和微管破坏剂 MMAE 组成。EV-201 是一项关于 Enfortumab Vedotin 用于顺铂不能耐受且既往免疫治疗失败的开放标签、单臂、多中心 II 期临床研究[32]，分析 89 例患者，主要研究终点 - 客观缓解率（ORR）为 52%（46/89），CR 率为 20%（18/89），PR 为 31%（28/89），疾病控制率（DCR）达 91%，无进展生存时间中位数为 5.8 个月，总生存时间中位数为 14.7 个月。2023 年，EV-103 的 I / II 期研究更新了其 4

年随访数据，其队列 B，共入组 3 例 Enfortumab Vedotin 联合帕博利珠单抗治疗患者，没有发现新的安全信号，在特定条件下，可作为备选方案[14]。

推荐用法：Enfortumab Vedotin 注射剂 1.25mg/kg，d1、d8、d15，每 28d 为一周期。

4.2.4 转移性上尿路尿路上皮癌的三线治疗策略

既往治疗史	Ⅰ级推荐	Ⅱ级推荐	Ⅲ级推荐
化疗及免疫治疗失败后	临床研究	维迪西妥单抗（2A 类） Enfortumab Vedotin（1A 类）a 戈沙妥珠单抗（2A 类）b	厄达替尼（1B 类）c

【注释】

a Enfortumab Vedotin 尚未在国内批准上市。

b 戈沙妥珠单抗在国内尚未获得晚期尿路上皮癌的治疗适应证。

c 靶向药物厄达替尼尚未在国内批准上市，仅适用于合并 *FGFR2/3* 基因变异的晚期尿路上皮癌。

转移性膀胱尿路上皮癌的三线治疗解析

晚期尿路上皮癌的治疗选择越来越多，对于既往未接受过免疫治疗的患者，PD-1/PD-L1 单抗免疫治疗是较为合适的治疗选择，相应临床研究均入组了三线治疗患者。而合并 *FGFR2/3* 突变的患者，厄达替尼在免疫治疗失败后患者的客观有效率高达 59%，因此可以选择厄达替尼作为治疗选择[26]。

抗体偶联药物近年来获得快速发展，2019 年 12 月 18 日美国 FDA 批准 Enfortumab Vedotin 用于既往含顺铂方案及免疫治疗失败后 mUC 患者的三线治疗，戈沙妥珠单抗于 2021 年 4 月获得美国 FDA 加速批准用于治疗接受过含铂化疗和 PD-1/PD-L1 抑制剂治疗的局部晚期或转移性尿路上皮癌的成人患者。

EV-301 是一项 EV 与常规化疗对照用于既往接受过铂类与免疫治疗失败后晚期尿路上皮癌随机对照的Ⅲ期临床研究[33]，研究的主要终点为总生存时间中位数。结果显示 EV 的总生存时间长于化疗组（12.88 个月 vs. 8.97 个月；HR=0.70，P=0.001），EV 组的无进展生存时间也比化疗组长（5.55 个月 vs. 3.71 个月，HR=0.62，P<0.001），客观有效率为 40.6% 与 17.9%。EV-203 是一项单臂、开放标签、2 期临床研究，探索 EV 治疗既往接受过铂类化疗和 PD-1/PD-L1 抑制剂治疗的三线Ⅰa期 / mUC 患者的疗效和安全性[34]。该研究为 EV-301 的中国区的桥接实验，共入组 40 例患者。结果显示：IRC 评估的 ORR 为 37.5%，其中 1 例 CR，14 例 PR，DCR 为 72.5%，研究者评估的 ORR 为 42.5%，DCR 为 82.5%。生存方面：IRC 评估的 mPFS 为 4.67 个月，研究者评估的 mPFS 为 4.24 个月，中位随访 6.5 个月，mOS 尚未到达。安全性方面：最常见的治疗相关不良反应（TRAE）为 1~2 级，2 例患者因 EV 导致的 TRAE 而中止治疗。

推荐用法：Enfortumab Vedotin 注射剂：1.25mg/kg，d1、d8、d15，每 28d 为一周期。

戈沙妥珠单抗（sacituzumab govitecan，SG）是一种新型 Trop-2 靶向抗体偶联药物，由抗 Trop-2 人源化单克隆抗体 hRS7 IgG1 与拓扑异构酶Ⅰ抑制剂伊立替康活性代谢产物 SN-38 偶联形成。既往一项Ⅰ/Ⅱ期篮子试验（IMMU-132-01）纳入了 45 例接受过系统治疗的转移性尿路上皮癌患者，该探索性试验结果显示戈沙妥珠单抗的 ORR 为 28.9%，DoR 中位数为 12.9 个月，PFS 中位数为 6.8 个月，OS 中位数为 16.8 个月[35]。一项关键性 Ⅱ 期伞状多队列临床研究（TROPHY-U-01）队列 1 结果显示，对于既往多线治疗的局部晚期或转移性尿路上皮癌患者（共入组 113 例，既往治疗中位线数为 3，范围 1~8），戈沙妥珠单抗客观缓解率为 27%，起效时间中位数为 1.6 个月，DoR 中位数达 7.2 个月[36]。2023 年 ASCO GU 公布了 TROPHY U 01 研究截至 2022 年 7 月 26 日的更新结果[37-38]。队列 2：SG 治疗后 12 例患者部分缓解，总人群 ORR 为 32%（95% CI 17.5%~48.7%），DoR 中位数为 5.6 个月（95% CI 2.8~13.3 个月）。随访时间中位数为 9.3 个月（95% CI 0.5~30.6 个月）后，PFS 中位数为 5.6 个月（95% CI 4.1~8.3 个月），OS 中位数为 13.5 个月（95% CI 7.6~15.6 个月）。其中，不适用含铂化疗且既往仅接受过 CPI 治疗的 mUC 患者 ORR 为 53.8%。队列 3：入组患者 41 例，随访时间中位数为 12.5 个月（范围：0.9~24.6 个月）；SG 联合帕博利珠单抗中心评估的 ORR 为 41%（95% CI 26.3%~57.9%），CR 为 20%，CBR 为 46%（95% CI 30.7%~62.6%）；DoR 中位数为 11.1 个月（95% CI 4.8 个月 ~NE，n=17）；PFS 中位数为 5.3 个月（95% CI 3.4~10.2 个月）。至缓解时间中位数为 1.4 个月（95% CI 1.3~2.7 个月）；OS 中位数为 12.8 个月（95% CI 10.7 个月 ~NE）。

推荐用法：戈沙妥珠单抗 10mg/kg，d1、d8，每 21d 为一周期[29-32]。

参考文献

[1] VON DER MAASE H, HANSEN SW, ROBERTS JT, et al. Gemcitabine and cisplatin versus methotrexate, vinblastine, doxorubicin, and cisplatin in advanced or metastatic bladder cancer: Results of a large, randomized, multina-

tional, multicenter, phase Ⅲ study. J Clin Oncol, 2000, 18 (17): 3068-3077.

[2] VON DER MAASE H, SENGELOV L, ROBERTS JT, et al. Long-term survival results of a randomized trial comparing gemcitabine plus cisplatin, with methotrexate, vinblastine, doxorubicin, plus cisplatin in patients with bladder cancer. J Clin Oncol, 2005, 23 (21): 4602-4608.

[3] STERNBERG CN, DE MULDER PH, SCHORNAGEL JH, et al. Randomized phase Ⅲ trial of high-dose-intensity methotrexate, vinblastine, doxorubicin, and cisplatin (MVAC) chemotherapy and recombinant human granulocyte colony-stimulating factor versus classic MVAC in advanced urothelial tract tumors: European Organization for Research and Treatment of Cancer Protocol no. 30924. J Clin Oncol, 2001, 19 (10): 2638-2646.

[4] STERNBERG CN, DE MULDER P, SCHORNAGEL JH, et al. Seven year update of an EORTC phase Ⅲ trial of high-dose intensity M-VAC chemotherapy and G-CSF versus classic M-VAC in advanced urothelial tract tumours. Eur J Cancer, 2006, 42 (1): 50-54.

[5] BELLMUNT J, VON DER MAASE H, MEAD GM, et al. Randomized phase Ⅲ study comparing paclitaxel/cisplatin/gemcitabine and gemcitabine/cisplatin in patients with locally advanced or metastatic urothelial cancer without prior systemic therapy: EORTC Intergroup Study 30987. J Clin Oncol, 2012, 30 (10): 1107-1113.

[6] DE SANTIS M, BELLMUNT J, MEAD G, et al. Randomized phase Ⅱ / Ⅲ trial assessing gemcitabine/carboplatin and methotrexate/carboplatin/vinblastine in patients with advanced urothelial cancer who are unfit for cisplatin-based chemotherapy: EORTC study 30986. J Clin Oncol, 2012, 30 (2): 191-199.

[7] CALABRÒ F, LORUSSO V, ROSATI G, et al. Gemcitabine and paclitaxel every 2 weeks in patients with previously untreated urothelial carcinoma. Cancer, 2009, 115 (12): 2652-2659.

[8] VON DER MAASE H. Gemcitabine in transitional cell carcinoma of the urothelium. Expert Rev Anticancer Ther, 2003, 3 (1): 11-19.

[9] GALSKY MD, JÁA A, BAMIAS A, et al. Atezolizumab with or without chemotherapy in metastatic urothelial

cancer (IMvigor130): A multicentre, randomised, placebo-controlled phase 3 trial. Lancet, 2020, 395 (10236): 1547-1557.

［10］ POWLES T, CSŐSZI T, ÖZGÜROĞLU M, et al. Pembrolizumab alone or combined with chemotherapy versus chemotherapy as first-line therapy for advanced urothelial carcinoma (KEYNOTE-361): A randomised, open-label, phase 3 trial. Lancet Oncol, 2021, 22 (7): 931-945.

［11］ POWLES T, VAN DER HEIJDEN MS, CASTELLANO D, et al. Durvalumab alone and durvalumab plus tremelim-umab versus chemotherapy in previously untreated patients with unresectable, locally advanced or metastatic urothe-lial carcinoma (DANUBE): A randomised, open-label, multicentre, phase 3 trial. Lancet Oncol, 2020, 21 (12): 574-1588.

［12］ BALAR AV, CASTELLANO D, O'DONNELL PH, et al. First-line pembrolizumab in cisplatin-ineligible patients with locally advanced and unresectable or metastatic urothelial cancer (KEYNOTE-052): A multicentre, single-arm, phase 2 study. Lancet Oncol, 2017, 18 (11): 1483-1492.

［13］ SHENG XN, ZHOU L, YANG KW, et al. Disitamab vedotin, a novel humanized anti-HER2 antibody-drug conju-gate (ADC), combined with toripalimab in patients with locally advanced or metastatic urothelial carcinoma: An open-label phase 1b/2 study. Journal of Clinical Oncology, 2023, 41 (16_suppl): 4566.

［14］ GUPTA S, ROSENBERG JE, MCKAY RR, et al. Study EV-103 dose escalation/cohort A: Long-term outcome of enfortumab vedotin + pembrolizumab in first-line (1L) cisplatin-ineligible locally advanced or metastatic urothelial carcinoma (la/mUC) with nearly 4 years of follow-up. Journal of Clinical Oncology, 2023, 41 (16_suppl): 4505.

［15］ POWLES T, PARK SH, VOOG E, et al. Maintenance avelumab+best supportive care (BSC) versus BSC alone after platinum-based first-line (1L) chemotherapy in advanced urothelial carcinoma (UC): JAVELIN Bladder 100 phase Ⅲ interim analysis. Journal of Clinical Oncology, 2020, 38 (18_suppl): LBA1.

［16］ GALSKY MD, MORTAZAVI A, MILOWSKY MI, et al. Randomized double-blind phase Ⅱ study of maintenance pembrolizumab versus placebo after first-line chemotherapy in patients with metastatic urothelial cancer. Journal of Clinical Oncology, 2020, 38 (16): 1797-1806.

[17] YE DW, LIU JY, ZHOU AP, et al. Tislelizumab in Asian patients with previously treated locally advanced or metastatic urothelial carcinoma. Cancer Sci, 2021, 112 (1): 305-313.

[18] SHENG XN, CHEN HG, HU B, et al. Safety, efficacy, and biomarker analysis of toripalimab in patients with previously treated advanced urothelial carcinoma: Results from a multicenter phase II trial POLARIS-03. Clin Cancer Res, 2022, 28 (3): 489-497.

[19] BELLMUNT J, DE WIT R, VAUGHN DJ, et al. Pembrolizumab as second-line therapy for advanced urothelial carcinoma. N Engl J Med, 2017, 376 (11): 1015-1026.

[20] BALAR AV, GALSKY MD, ROSENBERG JE, et al. Atezolizumab as first-line treatment in cisplatin-ineligible patients with locally advanced and metastatic urothelial carcinoma: A single-arm, multicentre, phase 2 trial. Lancet, 2017, 389 (10064): 67-76.

[21] POWLES T, DURÁN I, VAN DER HEIJDEN MS, et al. Atezolizumab versus chemotherapy in patients with platinum-treated locally advanced or metastatic urothelial carcinoma (IMvigor211): A multicentre, open-label, phase 3 randomised controlled trial. Lancet, 2018, 391 (10122): 748-757.

[22] SHARMA P, RETZ M, SIEFKER-RADTKE A, et al. Nivolumab in metastatic urothelial carcinoma after platinum therapy (CheckMate 275): A multicentre, single-arm, phase 2 trial. Lancet Oncol, 2017, 18 (3): 312-322.

[23] PATEL MR, ELLERTON J, INFANTE JR, et al. Avelumab in metastatic urothelial carcinoma after platinum failure (JAVELIN Solid Tumor): Pooled results from two expansion cohorts of an open-label, phase 1 trial. Lancet Oncol, 2018, 19 (1): 51-64.

[24] APOLO AB, ELLERTON JA, INFANTE JR, et al. Avelumab as second-line therapy for metastatic, platinum-treated urothelial carcinoma in the phase I b JAVELIN Solid Tumor study: 2-year updated efficacy and safety analysis. J

Immunother Cancer, 2020, 8 (2): e001246.

[25] PETRYLAK DP, DE WIT R, CHI KN, et al. Ramucirumab plus docetaxel versus placebo plus docetaxel in patients with locally advanced or metastatic urothelial carcinoma after platinum-based therapy (RANGE): Overall survival and updated results of a randomised, double-blind, phase 3 trial. Lancet Oncol, 2020, 21 (1): 105-120.

[26] KO Y-J, CANIL CM, MUKHERJEE SD, et al. Nanoparticle albumin-bound paclitaxel for second-line treatment of metastatic urothelial carcinoma: A single group, multicentre, phase 2 study. Lancet Oncol, 2013, 14 (8): 769-776.

[27] SWEENEY CJ, ROTH BJ, KABBINAVAR FF, et al. Phase Ⅱ study of pemetrexed for second-line treatment of transitional cell cancer of the urothelium. J Clin Oncol, 2006, 24 (21): 3451-3457.

[28] LORIOT Y, NECCHI A, PARK SH, et al. Erdafitinib in locally advanced or metastatic urothelial carcinoma. N Engl J Med, 2019, 381 (4): 338-348.

[29] SIEFKER-RADTKE AO, NECCHI A, PARK SH, et al. Efficacy and safety of erdafitinib in patients with locally advanced or metastatic urothelial carcinoma: Long-term follow-up of a phase 2 study. Lancet Oncol, 2022, 23 (2): 248-258.

[30] SHENG XN, YAN XQ, WANG L, et al. Open-label, multicenter, phase Ⅱ study of RC48-ADC, a HER2-targeting antibody-drug conjugate, in patients with locally advanced or metastatic urothelial carcinoma. Clin Cancer Res, 2021, 27 (1): 43-51.

[31] XU HY, SHENG XN, YAN XQ, et al. A phase Ⅱ study of RC48-ADC in HER2-negative patients with locally advanced or metastatic urothelial carcinoma. Journal of Clinical Oncology, 2022, 40 (16_suppl): 4519.

[32] YU EY, PETRYLAK DP, O'DONNELL PH, et al. Enfortumab vedotin after PD-1 or PD-L1 inhibitors in cisplatin-ineligible patients with advanced urothelial carcinoma (EV-201): A multicentre, single-arm, phase 2 trial. Lancet Oncol, 2021, 22 (6): 872-882.

[33] POWLES T, ROSENBERG JE, SONPAVDE GP, et al. Enfortumab vedotin in previously treated advanced urothelial

上尿路尿路上皮癌的治疗

carcinoma. N Engl J Med, 2021, 384 (12): 1125-1135.

[34] LI SM, SHI YX, DONG HY, et al. EV-203: Phase 2 trial of enfortumab vedotin in patients with previously treated advanced urothelial carcinoma in China. Journal of Clinical Oncology, 2023, 41 (16_suppl): e16574.

[35] BARDIA A, MESSERSMITH WA, KIO EA, et al. Sacituzumab govitecan, a Trop-2-directed antibody-drug conjugate, for patients with epithelial cancer: Final safety and efficacy results from the phase I / II IMMU-132-01 basket trial. Ann Oncol, 2021, 32 (6): 746-756.

[36] TAGAWA ST, BALAR AV, PETRYLAK DP, et al. TROPHY-U-01: A phase II open-label study of sacituzumab govitecan in patients with metastatic urothelial carcinoma progressing after platinum-based chemotherapy and checkpoint inhibitors. Journal of Clinical Oncology, 2021, 39 (22): 2474-2485.

[37] PETRYLAK DP, TAGAWA ST, JAIN RK, et al. Primary analysis of TROPHY-U-01 cohort 2, a phase 2 study of sacituzumab govitecan (SG) in platinum (PT)-ineligible patients (pts) with metastatic urothelial cancer (mUC) that progressed after prior checkpoint inhibitor (CPI) therapy. Journal of Clinical Oncology, 2023, 41 (6_suppl): 520.

4.3 上尿路尿路上皮癌的放疗

4.3.1 辅助性放疗

手术	分期及分级	I 级推荐	II 级推荐	III 级推荐
根治性肾输尿管膀胱切除术后	T_{3-4}/N_+			辅助性放疗（2B 类）[a]

【注释】

a 对于上尿路尿路上皮癌的术后辅助放疗仍有争议，病例对照研究结果显示，对于 pT_{3-4}/N_+ 患者，行根治术后放疗可提高局部控制率，改善生存[1-4]，放疗靶区需包括肿瘤床及相应淋巴结引流区，建议处方剂量为 45~50.4Gy（如为 R1/R2 切除且无法再次行根治性手术，则根据正常组织耐受量适当给予瘤床区加量至 54~60Gy）。

参考文献

[1] LI X, CUI M, GU X, et al. Pattern and risk factors of local recurrence after nephroureterectomy for upper tract urothelial carcinoma. World J Surg Oncol, 2020, 18 (1): 114.

[2] KIM M, KIM JK, LEE J, et al. Adjuvant treatments for advanced stage, non-metastatic upper tract urothelial carcinoma: A multicenter study. Int J Radiat Oncol, 2019, 104 (4): 819-827.

[3] CHEN B, ZENG ZC, WANG GM, et al. Radiotherapy may improve overall survival of patients with T3/T4 transitional cell carcinoma of the renal pelvis or ureter and delay bladder tumour relapse. BMC cancer, 2011, 11: 297.

[4] LI X, LI H, GAO XS, et al. Effectiveness of adjuvant radiotherapy for high recurrence risk patients with upper tract urothelial carcinoma. Urol Oncol, 2022, 40 (9): 410.

4.3.2 姑息性放疗

适应证	放疗方案
• 高龄或身体虚弱或合并症或病期晚不能耐受手术治疗 [a] • 有临床症状的转移或复发灶	• 总剂量常规分割方案 60~66Gy，1.8~2Gy/ 次；SBRT 40Gy/（5~8F） • 局部肿瘤体积较大患者也可采用部分立体定向消融推量放射治疗（P-SABR）[b] • 同步化疗 [c]

【注释】

a 文献极少，目前有两项回顾性研究显示 SBRT 放疗对局限期不耐受手术或药物治疗患者局部控制率高 [1-2]。

b P-SABR 是将大分割放疗与常规分割放疗结合起来的一种新型放疗模式。一般适用于肿瘤较大，伴有淋巴结转移，对淋巴结区域可采用常规分割方案，大块肿瘤内部可以前几次同步给予大分割放疗：6~8Gy/ 次，共 3~4 次；常规分割放疗：2Gy/ 次。肿瘤边缘剂量应 ≥ 60Gy。

    c 同步化疗有可能提高疗效，但需要考虑患者耐受性。

【解析】

1. 图像引导放疗技术发展快。图像引导放疗可减少摆位误差，减少小肠胀气等因素对肿瘤原发灶和转移淋巴结治疗精准性的影响，提高放疗准确性，减少放射损伤风险，提高放疗安全性。

2. 淋巴引流区预防放疗应当根据肿瘤风险和患者年龄、身体状况衡量利弊后选择，姑息治疗患者多为高龄体弱患者，建议有条件患者行 PET/CT 检查，根据肿瘤分期及淋巴结转移情况行淋巴结引流区预防照射。

3. 上尿路模板化手术淋巴结清扫及术后淋巴结复发模式等研究均显示不同原发位置的上尿路肿瘤淋巴结转移规律不同，姑息减症患者多为高龄或基础状态不佳患者，淋巴结预防照射可根据原发肿瘤位置不同适当调整[3-5]。

参考文献

[1] KHRIGUIAN J, PATROCINIO H, ANDONIAN S, et al. Stereotactic ablative radiation therapy for the treatment of upper urinary tract urothelial carcinoma. Pract Radiat Oncol, 2022, 12 (1): e34-e39.

[2] LIU MZ, GAO XS, QIN SB, et al. Radiation therapy for nonmetastatic medically inoperable upper-tract urothelial

carcinoma. Transl Androl Urol, 2021, 10 (7): 2929-2937.

[3] LI X, CUI M, GU X, et al. Pattern and risk factors of local recurrence after nephroureterectomy for upper tract urothelial carcinoma. World J Surg Oncol, 2020, 18 (1): 114.

[4] KONDO T, NAKAZAWA H, ITO F, et al. Primary site and incidence of lymph node metastases in urothelial carcinoma of upper urinary tract. Urology, 2007, 69 (2): 265-269.

[5] MATIN SF, SFAKIANOS JP, ESPIRITU PN, et al. Patterns of lymphatic metastases in upper tract urothelial carcinoma and proposed dissection templates. J Urol, 2015, 194 (6): 1567-1574.

上尿路尿路上皮癌的治疗

5　随访原则

5.1 膀胱尿路上皮癌随访原则

5.1.1 非肌层浸润性膀胱尿路上皮癌 TURBT 术后的随访

危险分层	随访内容	随访频次
低危组	膀胱镜检查 [a, b]	第 1 年术后 3 个月及 12 个月各 1 次，以后每年 1 次至第 5 年，5 年后可替换为其他低侵入性的检查
	影像学检查： 上尿路影像 [c] 腹盆腔影像 [d]	术后 1 次
中危组	膀胱镜检查 [e]	第 1 年术后 3 个月、6 个月及 12 个月各 1 次，第 2 年每 6 个月 1 次，以后每年 1 次至终身
	影像学检查： 上尿路影像 腹盆腔影像	术后 1 次
	尿液检查： 尿液细胞学检测 [f, g]	第 1 年术后 3 个月、6 个月及 12 个月各 1 次，第 2 年每 6 个月 1 次，以后每年 1 次至终身

非肌层浸润性膀胱尿路上皮癌 TURBT 术后的随访（续）

危险分层	随访内容	随访频次
高危组 / 极高危组	膀胱镜检查	术后前 2 年每 3 个月 1 次，第 3 年至第 5 年每 6 个月 1 次， 5 年以后每年 1 次至终身
	影像学检查： 上尿路影像 腹盆腔影像	术后 1 次，术后第 12 个月 1 次，以后每年 1 次直至第 10 年
	尿液检查 h, i, j： 尿液细胞学检测	术后前 2 年每 3 个月 1 次，第 3~5 年每 6 个月 1 次，5 年以 后每年 1 次至终身

【注释】

a TURBT 术后 3 个月的第一次膀胱镜检查结果是复发及进展一个重要的预后指标（Ⅰa）。

b 对于不能接受膀胱镜检查的低危组（T_a LG/G_{1-2}）患者也可用膀胱超声检查及尿液分子标志物代替。但依据现有证据，没有任何一种无创检测可以完全代替膀胱镜检查。

c 上尿路影像包括泌尿系 CT（CTU）、磁共振泌尿系水成像（MRU）、静脉肾盂造影（IVP）、逆行肾盂造影和输尿管镜检查。

d 盆腹腔影像包括 CT 和 MRI。

e 如果门诊膀胱镜检查有可疑结果或尿液细胞学检查阳性，应在麻醉下进行诊断性电切。

f 如尿液细胞学检测阳性而膀胱镜下无肉眼可见肿瘤，可进行随机活检、前列腺尿道活检或光动力学活检以及泌尿系增强 CT。

g 非肌层浸润性膀胱尿路上皮癌的随访包含尿液细胞学检测和尿液分子标志物检测作为膀胱镜检查之外的辅助性手段。

h 因为尿液细胞学灵敏度低的特性，除了已有的 FISH、FGFR3/TERT、微卫星分析等检测方法以外，基于尿液中蛋白质、mRNA、DNA 甲基化、DNA 测序及液体活检检测微小残留病灶（MRD）等检测工具被研发，一些已通过审批可应用于临床。

i 尿液检测（微卫星分析）的阳性结果对提高膀胱镜随访的质量有正面作用（ I b），支持尿液检查在随访中的辅助作用。

j 目前，没有任何尿液标志物检测可以在随访中完全替代膀胱镜检查。一些尿液标志物在检测肿瘤复发时显示出较高的灵敏度与特异度，特别是在高级别肿瘤中具有非常高的阴性预测值，使这些标志物具备了作为随访工具的潜力，但仍需高级别证据的支持。如 EpiCheck、ADX Bladder、utLIFE、ADX Bladder 等。

5.1.2 膀胱尿路上皮癌根治性膀胱切除术后的随访[10-15]

目的	I 级推荐 a		II 级推荐 a	
	随访内容	频次	随访内容	频次
非肌层浸润性膀胱尿路上皮癌膀胱切除术后	①病史 ②体格检查 ③实验室检查（血、尿常规，血电解质，肝肾功能，维生素 B_{12}） ④影像学检查（CTU 或 MRU，腹部 / 盆腔 CT 或 MRI）	开始前 1 年第 3、12 个月各 1 次，然后每年 1 次至术后 5 年	腹部超声 d 静脉尿路造影 逆行肾盂造影 输尿管镜检查 头颅 CT 或 MRI 胸部 X 线或 CT 骨扫描 全身 PET/CT	依据临床需要
	⑤尿细胞学检查（尿脱落细胞 b，尿道冲洗细胞 c）	开始前 2 年每 6 个月 1 次，然后依据临床需要		
肌层浸润性膀胱尿路上皮癌膀胱切除术后	①病史 ②体格检查 ③实验室检查（血、尿常规，血电解质，肝肾功能，维生素 B_{12}） ④影像学检查（CTU 或 MRU，胸部 X 线或 CT，腹部 / 盆腔 CT 或 MRI）	开始前 2 年每 3 个月 1 次，然后每年 1 次至术后 5 年	腹部超声 d 静脉尿路造影 逆行肾盂造影 输尿管镜检查 头颅 CT 或 MRI 骨扫描 全身 PET/CT	依据临床需要
	⑤尿细胞学检查（尿脱落细胞 b，尿道冲洗细胞 c）	开始前 2 年每 6 个月 1 次，然后依据临床需要		

【注释】

a 随访的主要目的是及时发现肿瘤的复发或进展，并及时进行干预处理，以提高患者的生存率及改善生活质量。具体随访方案需建立在该指导方案的基础上进行个体化调整，进而确定最佳的随访方案[1-9]。

b 如果是膀胱原位癌，在膀胱镜检查时进行细胞学检查。

c 高危患者行尿道冲洗细胞学检查。高危包括尿道切缘阳性、多灶性原位癌、尿道前列腺部受侵犯。

d 术后 5 年以上，患者每年需复查腹部超声，了解是否有肾积水。

e PET/CT 检查仅推荐用于临床怀疑复发或转移，不推荐用于非肌层浸润性膀胱尿路上皮癌保留膀胱治疗的随访。

5.1.3 肌层浸润性膀胱癌 - 保留膀胱治疗（膀胱部分切除 / 同步放化疗）随访

	随访内容	随访频次
膀胱部分切除 / 最大程度 TURBT+ 同步放化疗后	膀胱镜检查	术后 2 年内，3 个月 1 次；术后 3~5 年内，6 个月 1 次；术后 5~10 年内 1 年 1 次；术后 >10 年，根据临床需要，严密随诊
	影像学检查：CT 尿路造影 / 磁共振泌尿系水成像（上尿路成像 + 腹部 / 盆腔轴位成像）胸部 CT 或全身 PET/CT（2B 类，仅在临床可疑远处转移时检查）	术后 2 年内 3~6 个月 1 次；术后 3~5 年内 1 年 1 次；术后 5~10 年内，根据临床需要，严密随诊

肌层浸润性膀胱癌 - 保留膀胱治疗（膀胱部分切除 / 同步放化疗）随访（续）

	随访内容	随访频次
膀胱部分切除 / 最大程度 TURBT+ 同步放化疗后	血液学检查： 肾功能检查（电解质和肌酐） 肝功能检查 [a] 血常规、血生化全项	术后 2 年内，3~6 个月 1 次； 术后 >2 年，根据临床需要，严密随诊
	尿液检查： 尿液脱落细胞学 尿道冲洗细胞学	术后 2 年内，6~12 个月 1 次； 术后 >2 年，根据临床需要，严密随诊

【注释】

a 肝功能通常包括谷丙转氨酶、谷草转氨酶、胆红素、碱性磷酸酶。所有推荐建议均属 2A 类证据（特殊说明者除外）。

　　并无适合所有患者的单一随访计划。

　　此随访计划表意义在于提供常规指导，应根据肿瘤部位、肿瘤生物学特性以及治疗持续时间等不同进行个体化调整。

　　对于出现新发或恶化的肿瘤相关症状或体征的患者，无论先前检查的时间间隔如何，都应重新评估肿瘤的活性。

　　需要进一步的研究来确定最佳的随访持续时间。

参考文献

[1] HORWICH A, BABJUK M, BELLMUNT J, et al. EAU-ESMO consensus statements on the management of advanced and variant bladder cancer-an international collaborative multi-stakeholder effort: Under the auspices of the EAU and ESMO Guidelines Committees. Ann Oncol, 2019, 30 (11): 1697-1727.

[2] MALKOWICZ SB, VANK PH, MICKISCH G, et al. Muscle-invasive urothelial carcinoma of the bladder. Urology, 2007, 69 (1 Suppl): 3-16.

[3] KARAKIEWICZ P, SHARIAT SF, PALAPATTU GS, et al. Nomogram for predicting disease recurrence after radical cystectomy for transitional cell carcinoma of the bladder. J Urol, 2006, 176 (4 Pt 1): 1354-1362.

[4] VOLKMER BG, KUEFER R, JR BARTSCH GC, et al. Oncological followup after radical cystectomy for bladder cancer-is there any benefit?. J Urol, 2009, 181 (4): 1587-1593.

[5] GIANNARINI G, KESSLER TM, THOENY HC, et al. Do patients benefit from routine follow-up to detect recurrences after radical cystectomy and ileal orthotopic bladder substitution?. Eur Urol, 2010, 58 (4): 486-494.

[6] SOUKUP V, BABJUK M, BELLMUNT J, et al. Follow-up after surgical treatment of bladder cancer: A critical analysis of the literature. Eur Urol, 2012, 62 (2): 290-302.

[7] GHONEIM MA, ABDEL-LATIF M, EL-MEKRESH M, et al. Radical cystectomy for carcinoma of the bladder: 2, 720 consecutive cases 5 years later. J Urol, 2008, 180 (1): 121-127.

[8] MATHERS MJ, ZUMBE J, WYLER S, et al. Is there evidence for a multidisciplinary follow-up after urological cancer?: An evaluation of subsequent cancers. World J Urol, 2008, 26 (3): 251-256.

[9] VROOMAN OP, WITJES JA. Follow-up of patients after curative bladder cancer treatment: Guidelines vs. prac-

随
访
原
则

tice. Curr Opin Urol, 2010, 20 (5): 437-442.

[10] FAHMY O, KHAIRUL-ASRI MG, SCHUBERT T, et al. Urethral recurrence after radical cystectomy for urothelial carcinoma: A systematic review and meta-analysis. Urol Oncol, 2018, 36 (2): 54-59.

[11] PICOZZI S, RICCI C, GAETA M, et al. Upper urinary tract recurrence following radical cystectomy for bladder cancer: A meta-analysis on 13, 185 patients. J Urol, 2012, 188 (6): 2046-2054.

[12] GAKIS G, BLACK PC, BOCHNER BH, et al. Systematic review on the fate of the remnant urothelium after radical cystectomy. Eur Urol, 2017, 71 (4): 545-557.

[13] SANDERSON KM, CAI J, MIRANDA G, et al. Upper tract urothelial recurrence following radical cystectomy for transitional cell carcinoma of the bladder: An analysis of 1, 069 patients with 10-year followup. J Urol, 2007, 177 (6): 2088-2094.

[14] STEWART-MERRILL SB, BOORJIAN SA, THOMPSON RH, et al. Evaluation of current surveillance guidelines following radical cystectomy and proposal of a novel risk-based approach. Urol Oncol, 2015, 33 (8): 339.

[15] GUPTA A, ATORIA CL, EHDAIE B, et al. Risk of fracture after radical cystectomy and urinary diversion for bladder cancer. J Clin Oncol, 2014, 32 (29): 3291-3298.

5.2 上尿路尿路上皮癌随访原则

目的	I 级推荐 [a]		II 级推荐 [a]	
	随访内容	频次	随访内容	频次
根治性肾盂输尿管切除术后（低风险上尿路尿路上皮癌 [b]）	①病史 ②体格检查 ③实验室检查（尿脱落细胞，血、尿常规，肝、肾功能） ④影像学检查（CTU 或 MRU） ⑤膀胱镜检查	开始前 1 年第 3、9 个月各 1 次，然后每年 1 次，至术后 5 年	肺部 CT 平扫 头颅 CT 或 MRI [d] 盆腔 CT 或 MRI [d] 骨扫描 全身 PET/CT [d]	依据临床需要
根治性肾盂输尿管切除术后（高风险上尿路尿路上皮癌 [c]）	①病史 ②体格检查 ③实验室检查（尿脱落细胞，血、尿常规，肝、肾功能） ④膀胱镜检查 ⑤影像学检查（CTU 或者 MRU，肺部 CT 平扫）	开始前 2 年每 3 个月 1 次， 然后每 6 个月 1 次， 至术后 5 年， 然后每年 1 次 开始前 2 年每 6 个月 1 次，然后每年 1 次	头颅 /CT 或 MRI [d] 盆腔 CT 或 MRI [d] 骨扫描 全身 PET/CT [d]	依据临床需要

上尿路尿路上皮癌随访原则（续）

目的	I级推荐[a]		II级推荐[a]	
	随访内容	频次	随访内容	频次
保留肾脏手术后（低风险上尿路尿路上皮癌[b]）	①病史 ②体格检查 ③实验室检查（尿脱落细胞，血、尿常规，肝、肾功能） ④影像学检查（CTU或者MRU） ⑤输尿管镜检查	开始前1年第3、6个月各1次， 然后每6个月1次，至术后2年 以后每年1次，至术后5年 术后每3个月1次	泌尿系造影 肺部CT平扫 头颅CT或MRI[d] 盆腔CT或MRI[d] 骨扫描 全身PET/CT[d]	依据临床需要
保留肾脏手术后（高风险上尿路尿路上皮癌[c]）	①病史 ②体格检查 ③实验室检查（尿脱落细胞，血、尿常规，肝、肾功能） ④膀胱镜 ⑤影像学检查（CTU或者MRU，肺部CT平扫） ⑥输尿管镜检查	开始前1年第3、6个月各1次， 然后每6个月1次，至术后2年 以后每年1次，至术后5年 术后第3、6个月各1次	泌尿系造影 肺部CT平扫 头颅CT或MRI[d] 盆腔CT或MRI[d] 骨扫描 全身PET/CT[d]	依据临床需要

【注释】

a 随访的主要目的是及时发现肿瘤的复发或进展，并及时进行干预处理，以提高患者的生存率及改善生活质量。具体随访方案需建立在该指导方案的基础上进行个体化调整，进而确定最佳的随访方案[1-8]。

b 低风险上尿路尿路上皮癌：①单病灶；②肿瘤直径<2cm；③细胞学检查低级别肿瘤；④输尿管镜穿刺活检低级别肿瘤；⑤CTU检查肿瘤无浸润性生长。需满足所有条件。

c 高风险上尿路尿路上皮癌：①肾盂积水；②肿瘤直径≥2cm；③细胞学检查高级别肿瘤；④输尿管镜穿刺活检高级别肿瘤；⑤多病灶；⑥膀胱肿瘤根治术病史；⑦组织学异型性。满足任一条件即可。

d 头颅CT或MRI检查推荐于脑转移的患者；盆腔CT或MRI检查推荐于盆腔转移的患者；PET/CT检查仅推荐用于怀疑复发或转移的患者[9-18]。

参考文献

[1] MANNION L, BOSCO C, NAIR R, et al. Overall survival, disease-specific survival and local recurrence outcomes in patients with muscle-invasive bladder cancer treated with external beam radiotherapy and brachytherapy: A systematic review. BJU Int, 2020, 125 (6): 780-791.

[2] BABJUK M, BURGER M, COMPERAT EM, et al. European association of urology guidelines on non-muscle-invasive bladder cancer (TaT1 and carcinoma in situ)-2019 update. Eur Urol, 2019, 76 (5): 639-657.

随访原则

[3] ZUIVERLOON T, VAN KESSEL K, BIVALACQUA TJ, et al. Recommendations for follow-up of muscle-invasive bladder cancer patients: A consensus by the international bladder cancer network. Urol Oncol, 2018, 36 (9): 423-431.

[4] OLBERT P, GOEBELL PJ, HEGELE A.[Follow-up of bladder cancer: The right examinations at the right time]. Urologe A, 2018, 57 (6): 693-701.

[5] STEWART-MERRILL SB, ALAHDAB F, BENKHADRA K, et al. Oncologic surveillance in bladder cancer following radical cystectomy: A systematic review and meta-analysis. Urol Oncol, 2016, 34 (5): 236.

[6] KARTHA GK, SANFRANCESCO J, UDOJI E, et al. Long-term survival from muscleinvasive bladder cancer with initial presentation of symptomatic cerebellar lesion: The role of selective surgical extirpation of the primary and metastatic lesion. Rev Urol, 2015, 17 (2): 106-109.

[7] SOUKUP V, BABJUK M, BELLMUNT J, et al. Follow-up after surgical treatment of bladder cancer: A critical analysis of the literature. Eur Urol, 2012, 62 (2): 290-302.

[8] VAN DEN BOSCH S, WITJES JA. Long-term cancer-specific survival in patients with high-risk, non-muscle-invasive bladder cancer and tumour progression: A systematic review. Eur Urol 2011, 60 (3): 493-500.

[9] HASAN MN, ROUPRET M, KEELEY F, et al. Consultation on UTUC, Stockholm 2018 aspects of risk stratification: Long-term results and follow-up. World J Urol, 2019, 37 (11): 2289-2296.

[10] MARCHIONI M, PRIMICERI G, CINDOLO L, et al. Impact of diagnostic ureteroscopy on intravesical recurrence in patients undergoing radical nephroureterectomy for upper tract urothelial cancer: A systematic review and meta-analysis. BJU Int, 2017, 120 (3): 313-319.

[11] SEISEN T, GRANGER B, COLIN P, et al. A systematic review and meta-analysis of clinicopathologic factors linked to intravesical recurrence after radical nephroureterectomy to treat upper tract urothelial carcinoma. Eur Urol, 2015, 67 (6): 1122-1133.

[12] COLIN P, NEUZILLET Y, PIGNOT G, et al. Follow-up of urothelial carcinoma: Review of the Cancer Committee

随访原则

of the French Association of Urology. Prog Urol, 2015, 25 (10): 616-624.

[13] TERRITO A, FOERSTER B, SHARIAT SF, et al. Diagnosis and kidney-sparing treatments for upper tract urothelial carcinoma: State of the art. Minerva Urol Nefrol, 2018, 70 (3): 242-251.

[14] BAARD J, DE BRUIN DM, ZONDERVAN PJ, et al. Diagnostic dilemmas in patients with upper tract urothelial carcinoma. Nat Rev Urol, 2017, 14 (3): 181-191.

[15] ROUPRÊT M, COLIN P, XYLINAS E, et al. CCAFU french national guidelines 2016-2018 on upper tract tumors. Prog Urol, 2016, 27 (1 Suppl): S55-S66.

[16] PIGNOT G, COLIN P, ROUPRÊT M, et al. Conservative management of urothelial carcinomas of the upper tract: Systematic review for the yearly scientific report of the French National Association of Urology. Prog Urol, 2014, 24 (15): 1011-1020.

[17] CUTRESS ML, STEWART GD, ZAKIKHANI P, et al. Ureteroscopic and percutaneous management of upper tract urothelial carcinoma (UTUC): Systematic review. BJU Int, 2012, 110 (5): 614-628.

[18] VILLA L, CLOUTIER J, LETENDRE J, et al. Early repeated ureteroscopy within 6-8 weeks after a primary endoscopic treatment in patients with upper tract urothelial cell carcinoma: Preliminary findings. World J Urol, 2016, 34 (9): 1201-1206.

随访原则